4週間でぐっすり眠れる本

つけるだけで不眠が治る
睡眠ダイアリー

JN257957

岡島 義
OKAJIMA ISA
睡眠総合ケアクリニック代々木 主任心理士

さくら舎

プロローグ　不眠の悩みを解決する画期的方法

眠れないことはつらいんです

眠れなくなったきっかけは百人百様です。仕事や対人関係の悩み、子育て、介護といったように、原因がはっきりしている方もいれば、原因ははっきりしないけれど徐々に眠れなくなった方もいらっしゃると思います。

そんな皆さんに共通していることが1つあります。それは、「今、眠りについて悩んでいる」ということです。

「誰でも当たり前のように眠れているのに、それができない自分は、異常なんじゃないか」と考えてしまう方、じつは案外多いんです。

ところで、その眠れない悩み、誰かに相談したことはありますか?

眠れないことを知りあいに話したら、「運動すれば眠れるよ」「どうして眠れないの?

私なんか横になったらすぐ朝が来るよ」こんなふうに言われたんじゃありませんか?

つらいのに、怖くて相談できない、勇気を持って相談しても真剣に取りあってくれない。そう、**不眠症のつらさは、眠れないことだけではなく、わかってもらえないことにもあります**。

一人でつらさを抱えこむしかなく、すると、四六時中、睡眠のことばかりが頭に浮かんできます(むしろこびりついているといったほうが正確かもしれませんが)。

そして、寝る時間が近づいてくると、「今日は眠れるかな」と緊張しはじめ、目が冴《さ》えてしまう。まるで、試験が始まる前のような緊張感で寝ようとしている状態になってしまいます。

こんな状態では当然のことながら、好転しません。では、どうしたらよいでしょうか?

多くの方は、「睡眠はコントロールできる」と考えているようです。

もし睡眠がコントロールできるとしたら、その方法を私にも教えてほしいくらいです。

なぜなら、「今寝てください」と言われてすぐ眠ることができたら、悩みなんてなくなりますから。そして、そんな力が私に宿れば、どんな人でも治《なお》すことができるはずです。でもこれは、魔法使いにならないとむずかしいでしょう。

「いつもと変わらぬ日常」と感じていても、気温、湿度、食事量、年齢、仕事量、活動量、対人関係などは毎日変わります。それらの影響をすべて一定にすることは、現実世界では限りなく不可能に近いといえます。

すると、必然的に睡眠も毎日変化します。ですので、私たちにできることは、魔法使いの弟子になるか、できるだけ眠りやすい身体・環境づくりをするしかありません。

本書は後者のお手伝いをするためにつくりました。ただし、私の経験に基《もと》づく独《ひと》りよがりの方法を紹介するのでは、私の自己満足で終わってしまいますし、あなたの睡眠の問題の解決に役立つかはわかりません。

実証されている認知行動療法の高い効果

本書で紹介するのは、**不眠症を改善するために開発された認知行動療法**（Cognitive Behavioral Therapy for Insomnia: CBT-I）という手法です。

この認知行動療法は、不眠が続くことで、いつの間にかクセになってしまった生活習慣（たとえば、身体のだるさから日中ゴロゴロしている日が増えた）、考え方（たとえば、今日はこれだけ運動したんだから眠れるはずだ）、緊張感（たとえば、寝床に入ると目が冴える）などを明らかにし、それを修正します。そして、ふたたび眠れる日を取り戻す方法です。

不眠症に対する認知行動療法は、１９７０年代から欧米諸国で盛んに行われてきました。この40年間の研究の積み重ねによって、次のような効果が明らかになっています。

①　不眠症患者さんの7～8割に効果が期待できる
②　とくに、寝つき、中途覚醒《かくせい》、睡眠の質の改善効果が期待できる
③　睡眠薬による治療と同等か、それ以上の効果を発揮する
④　こころの病気や身体の病気を患《わずら》っている不眠症患者さんにも効果がある
⑤　睡眠薬と併用《へいよう》しても効果がある
⑥　睡眠薬を減らす、もしくはやめることを手助けする

このように書くと、まるで本書が「魔法の本」のように見えるかもしれませんが、残念ながら認知行動療法では効果が得られない方がいらっしゃるのも事実です。

これまでの**私の臨床経験では、認知行動療法で希望通りよくなる方は6割、希望までは**

届かないまでも、症状が軽減する方が3割、残りの1割の方が現状維持です。

ここでの希望とは、患者さんが望むゴールのことです。

30分以内で寝つけるようになることをゴールとする方もいれば、日中に支障《ししょう》がない程度に回復すればいいと考える方、睡眠薬の服薬中止をめざす方など、人によってさまざまです。どんな希望もかなえられる魔法が使えたらどんなにいいかと思い知らされる経験は多々あります。

認知行動療法の限界を踏まえた上で、それでも少しでも不眠症に悩む方たちのお手伝いができればと願っています。

どういうゴールを望んでいますか

ここで、あなたの望むゴールを教えてください。ただし、曖昧《あいまい》なゴールではいけません。たとえば、「よく眠れるようになりたい」「寝つきをよくしたい」とした場合、どこまで行けばよく眠れたと言えるのか、寝床に入ってからどのくらいの時間で寝つければ満足なのかが曖昧なので、永遠にゴールを探し続けてしまう可能性があります。

これは、「美しくなりたい」とか「マッチョになりたい」といった類《たぐい》と似ていて、少しきれいになったり、筋肉がついてくると、「もっと、もっと」と要求が高まっていきます。ですので、ある程度明確な基準をつくっておくとよいでしょう。

先ほどの例で考えてみますと、

「よく眠れる」――→「一度寝ついたら、連続して5時間は寝たい」

「寝つきをよくする」――→「30分以内に寝つける日を増やしたい」

という感じでしょうか。

これでもまだ少し曖昧さが残ります。たしかに、毎日、よい睡眠がとれるのが理想ですが、人生にはいろいろなことが起こりますし、天候や出来事も変化します。ですので、とりあえず、今現在、30分以内に寝つける日が週2日しかない方は、それを週4日にすることを最初のゴールとし、「達成できたら今度は週5日」というように段階を踏んで最終ゴールに到達するイメージを持ちましょう。

では、あなたのゴールを決めましょう。

私は、

できるようになりたい。

そのゴールに向かって、本書を読み進めていきましょう。ただし、本書は読んだだけで不眠症がよくなる本ではなりません。

先ほど触れましたが、認知行動療法は眠れない習慣を眠れる習慣に変えるための取り組みなので、本書でのワークを実践しながら、時には実験的に効果を検証しながら、**毎日取り組むことで、効果を発揮します**。

最初に断っておきますが、本書をやり終えるのは結構、骨折りです。そして、あえてつらい方法を試していただくこともあります。ですので、これから先の章を読み進める前に、あなたの「本気度」を教えてください。

あなたは、本気で睡眠の問題を解決したいですか？

□ ①もちろんだ。どんな苦行にも耐える所存だ
□ ②もちろんだ。でも、そんなこと言われるといささか不安だ
□ ③もちろんだ。でも、今はちょっとそこまでの余裕はない
□ ④いや、ちょっと興味があるだけで……

いずれを選んだ人も、本書の内容は役立つでしょう。では次の質問。

あなたは、本書を最後までやりきる決意がありますか？

□ ①もちろんだ。どんな苦行にも耐える所存だ
□ ②もちろんだ。でも、そんなこと言われるといささか不安だ
□ ③もちろんだ。でも、今はちょっとそこまでの余裕はない
□ ④いや、ちょっと興味があるだけで……

①②のどちらかを選んだ方はぜひ読み進めてください。

③を選んだ方は、もう少し余裕ができてから取り組まれるといいかもしれません。
④を選ばれた方には、残念ながら本書はあまり役に立たないかもしれません。でも、「心変わりは人の世の常《つね》」ですので、読み進めるうちに興味がわいたら、ぜひ実践してみてください。
いずれにしても、**「読んで終わり」の本ではなく、「習慣にして終わり」の本**となっています。

睡眠の悩みをともに解決するパートナー

本当に、これまで悩まれてきたのだと思います。本書を手に取っていただいたわけですから。ですので、少しでもあなたの睡眠の問題を軽くできるように構成しています。

ただ、くどいようですが、楽して眠れるようになれるような本ではありません。それなりにしっかりとした手順を踏まなければ十分な効果は期待できません。

とは言っても、一人で黙々とやるのもなかなかつらい作業ですので、本書では、不眠症に悩む4名の方に登場してもらいましょう。

東川歩美さん（仮名、30歳、女性）は一児の母親で、現在は会社の事務職をしています。

これまで一度も睡眠について悩んだことがありませんでした。

睡眠が気になりはじめたのは、2年前。長女が2歳のころでした。夜9時に子どもを寝かしつけるのですが、東川さんにはやらなければならない家事や仕事があるので、一緒に寝るわけにはいきません。寝かしつけた後はいったん起きるのですが、すると0時に寝ようとしても眠れないことが多くなりました。

朝は朝食の準備や保育園に預けてから仕事に行くため、6時には起きなければならない生活でした。すると、仕事中も眠気が強く、ケアレスミスが多くなり、集中力もなくなってしまいました。

これではまずいと思って、早く寝ようと努力するのですが、決まって寝つくのは0時過ぎ。気持ちばかりが焦《あせ》ってしまっていました。

ある日、仕事のミスが多いと上司に指摘されたため、「最近、よく眠れてなくて……」と相談すると、「何か悩みでもあるのか？　一度、病院に行ってみなさい」と理解のある言葉が返ってきました。

悩みなんてあまりない気がするけど、とりあえず病院に行ってみることにしました。

西海幸治さん（仮名、46歳、男性）は会社員で、入社してからずっと営業マンとして働いていました。営業成績もよく、人当たりもよい性格なので、社内での評判も高いようでした。しかし、5年前に営業部の課長に昇進してから少し様子が変わってきたといいます。

営業のための外回りが減り、パソコンに向かっている時間が長くなりました。また、もめごとが好きなほうではないため、部下のミスを叱責《しっせき》できず、周囲からの目を気にするようになりました。

そのころから、睡眠の途中で目が覚める日が多くなりました。寝つきはいいものの、3時間くらいで目が覚めてしまい、その後は、なかなか寝つくことができません。するると、明日の仕事のことを考えたり、部下に言った言葉を思い出して、「もっとやさしく言えばよかったかな。どうして相手の状況を考慮《こうりょ》してあげられなかったんだろう」と悩みはじめてしまう始末。朝もすっきりと起きられず、通勤電車の中ではうとうと、パソコンの前ではうつらうつらしてしまうようになりました。

ある日、会議中にうとうとしてしまい、上司から叱責されてしまいました。「最近よく言われる無呼吸症候群なんじゃないか？」と言われたため、一度検査を受けてみようと思い、病院を受診しました。

南沢絵美子さん（仮名、67歳、女性）は、かれこれ20年前から不眠症を患っています。もともと眠りは浅いほうでしたが、きっかけは夫の看病でした。

心筋梗塞《しんきんこうそく》で倒れた夫の見舞いやリハビリの付き添いで、車で家と病院を往復する生活。息抜きだったパートの仕事も辞《や》めました。

夫の病状の心配や経済面での心配、思い描いていた将来が崩《くず》れたことによるショックなどで、一睡もできない日が3日続きました。

意識がもうろうとしながらも車を運転している状況で、私がしっかりしないとだめだと思い、睡眠薬を飲むようになりました。少し眠れるようになりましたが、それ以来、睡眠薬がないと眠れず、最近では、睡眠薬を飲んでも寝つきが悪く、途中で目が覚めることが多くなりました。

これ以上薬を飲むと認知症になってしまうのではないかと心配し、医師に相談しました。

北山誠さん（仮名、23歳、男性）は今年、大学を卒業した新人社員です。大学生のころは、宵《よい》っぱりの朝寝坊でしたが、1時限の授業もなかったため、日常生活に困ることはありませんでした。アルバイトは、時給のいい夜から深夜にかけてのシフトを選んでいました。就職した会社は、3ヵ月の研修があり、自宅から遠かったため、朝6時に起きなければなりません。

早めに寝床に入るのですが、いつまで経っても眠くなりません。寝床の中で携帯を見たり、漫画を読んだりしていても効果はゼロ。悶々《もんもん》としながら寝返りを打っているうちに眠るのですが、だいたい2〜3時ごろだそうです。

朝は、なんとか寝床から這《は》いだし、眠い目をこすって通勤します。平日にそんな状態のため、休日になると正午を過ぎても寝ていることが多くなりました。そんなことが毎日続くと寝不足状態になってしまい、研修中に居眠りをしたり、研修内容をなかなか覚えられないといったことが起きるようになりました。

2ヵ月後のある日、とうとうやらかしてしまいました。

ふと目が覚めるともう10時！　携帯には同僚や上司からの着信履歴の山。これはまずいと思い、よけいに夜、早く寝床に入るものの焼け石に水。徐々に遅刻、無断欠勤が増えるようになってしまいました。

母親には「病気じゃないか」と心配され、父親には「気合が足りない。怠《なま》けるな」と叱責される日々。気分の落ちこみも強くなり、やる気もわかなくなってきました。

上司がうつ病ではないかと心配し、産業医に相談したところ、睡眠の問題を解決することを勧《すす》められ、睡眠クリニックを受診しました。


ご紹介した4名の方は、私がこれまでに関わってきた方々の特徴をミックスした架空の人物です。

でも、どこか自分と似たところがあるのではないでしょうか。

彼らは、生活環境や不眠のきっかけこそ違いますが、睡眠の問題に苦しめられている点は共通しています。

彼らは、今後、いろんな場面で登場します。

彼らの悩みや認知行動療法を実践する上での疑問などに答えていきますので、何かヒントが見つかるかもしれません。

成果を出すための本書の使い方

本書は、「読む本」ではなく、「取り組む本」です。各章にはクイズがあったり、書きこむ欄があります。ぜひ、すべてに取り組んでください。**読み終えたときには、誰にも貸せない、あなただけの本になっている**はずです。

第1～4章には、実践してもらいたい内容が書かれています。**その内容を1週間実践したら、次の章に進む形式**になっています。つまり、不眠改善のための4週間プログラムとなっています。そして、第5章で成果を確認してください。

本書の内容を実践せずに読み進めていってもかまいませんが、おそらくほとんど効果は得られないと思います。

先ほども書きましたが、本書は認知行動療法に基づいています。ですので、取り組まないということは、毎週、カウンセリングには話を聞きに来るだけで、家では何もしないのと同じことです。それでは効果は期待できません。

各章は1週間おきに読んでいただき、次の1週間まで、各章で取り決めた方法を実践してみましょう。また、第1章から順に読み進めてください。

フローチャート

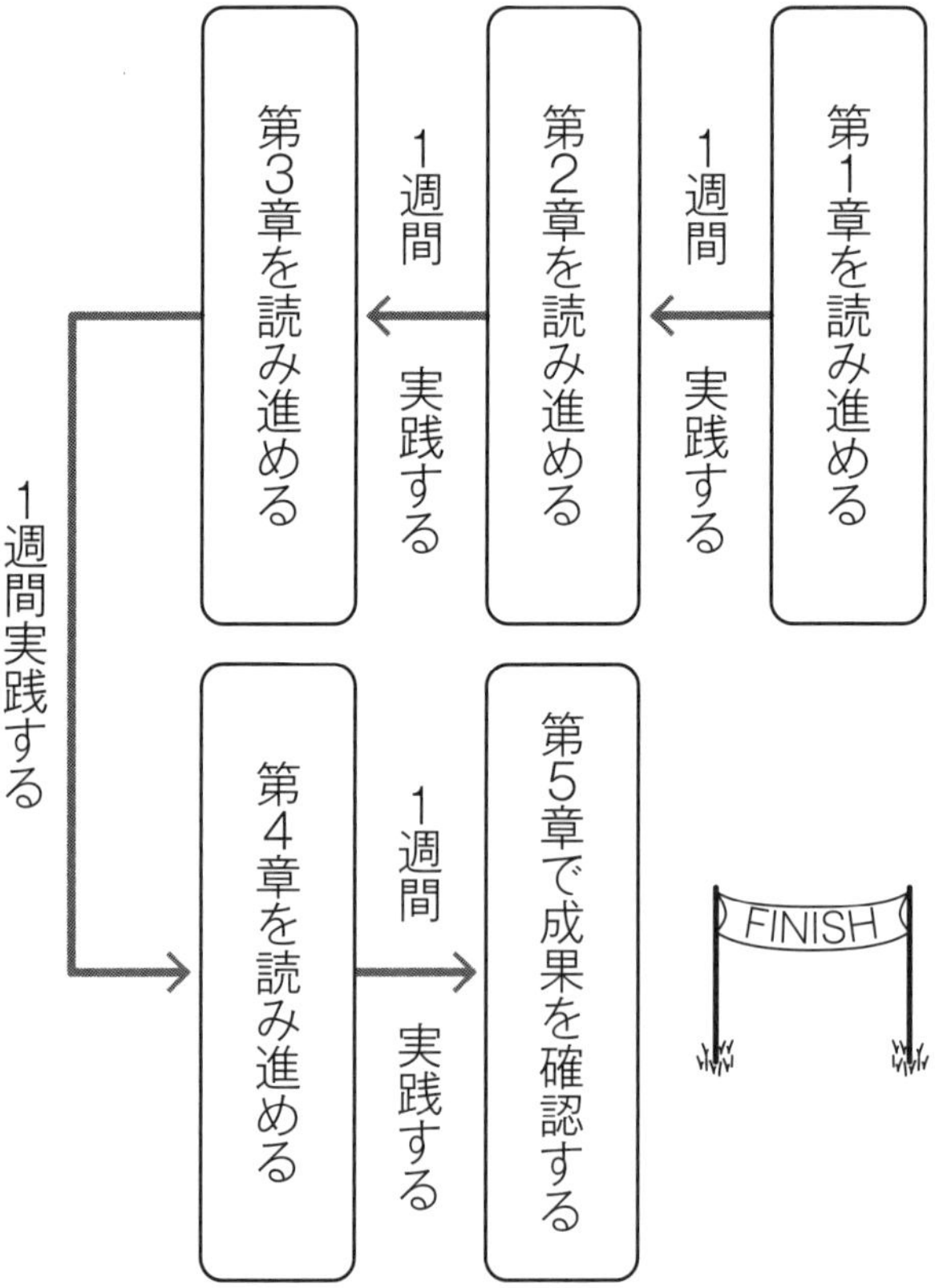

第1章を読み進める
1週間実践する
第2章を読み進める
1週間実践する
第3章を読み進める
1週間実践する
第4章を読み進める
1週間実践する
第5章で成果を確認する
FINISH

加えて、各章には先ほど紹介した4名の方との会話（ダイアローグ）や、意外と知らない睡眠の知識を載《の》せたコラムも掲載しています。

ダイアローグでは、臨床経験の中でよくある質問などにも答えています。あなたが本書を実践する上で役立つやりとりが含《ふく》まれていると思います。

よろしいですか？　では、4週間、一緒にがんばりましょう！

column✸1

不眠症と間違われやすい睡眠障害

睡眠障害は不眠症だけではありません。睡眠障害国際分類では、何十種類もの睡眠障害が掲載されています。問題となるのは、不眠症に見えてじつは不眠症ではないときです。たとえば――

① 足がむずむずして寝つけないことが多い（レストレスレッグス症候群）
② 途中で何回も目は覚めるけど、すぐに眠れる（睡眠時無呼吸症候群、周期性四肢

運動障害）

③　寝つきは悪いけど、いったん寝てしまえば7～8時間は眠ってしまい、朝起きられない（睡眠相後退症候群）

④　早朝に目が覚めるけど、その分寝る時間も早い（睡眠相前進症候群）

⑤　10時間以上寝ても寝たりない感じがする（過眠症）

といった可能性が考えられます。

不眠症以外の睡眠障害には、それぞれに適した治療法がありますので、お近くの睡眠専門機関に相談されることをお勧めします。

1 week

第2章 快眠は睡眠のメカニズムを知ることから 2週目

3 week

第3章 自分の睡眠スケジュールを立てる 3週目

4 week

第4章 眠りをよくする睡眠スケジュールの調整法 4週目

第5章

不眠を卒業する日

4週間でぐっすり眠れる本

つけるだけで不眠が治る
睡眠ダイアリー

1

week

第1章

はじめての睡眠ダイアリー

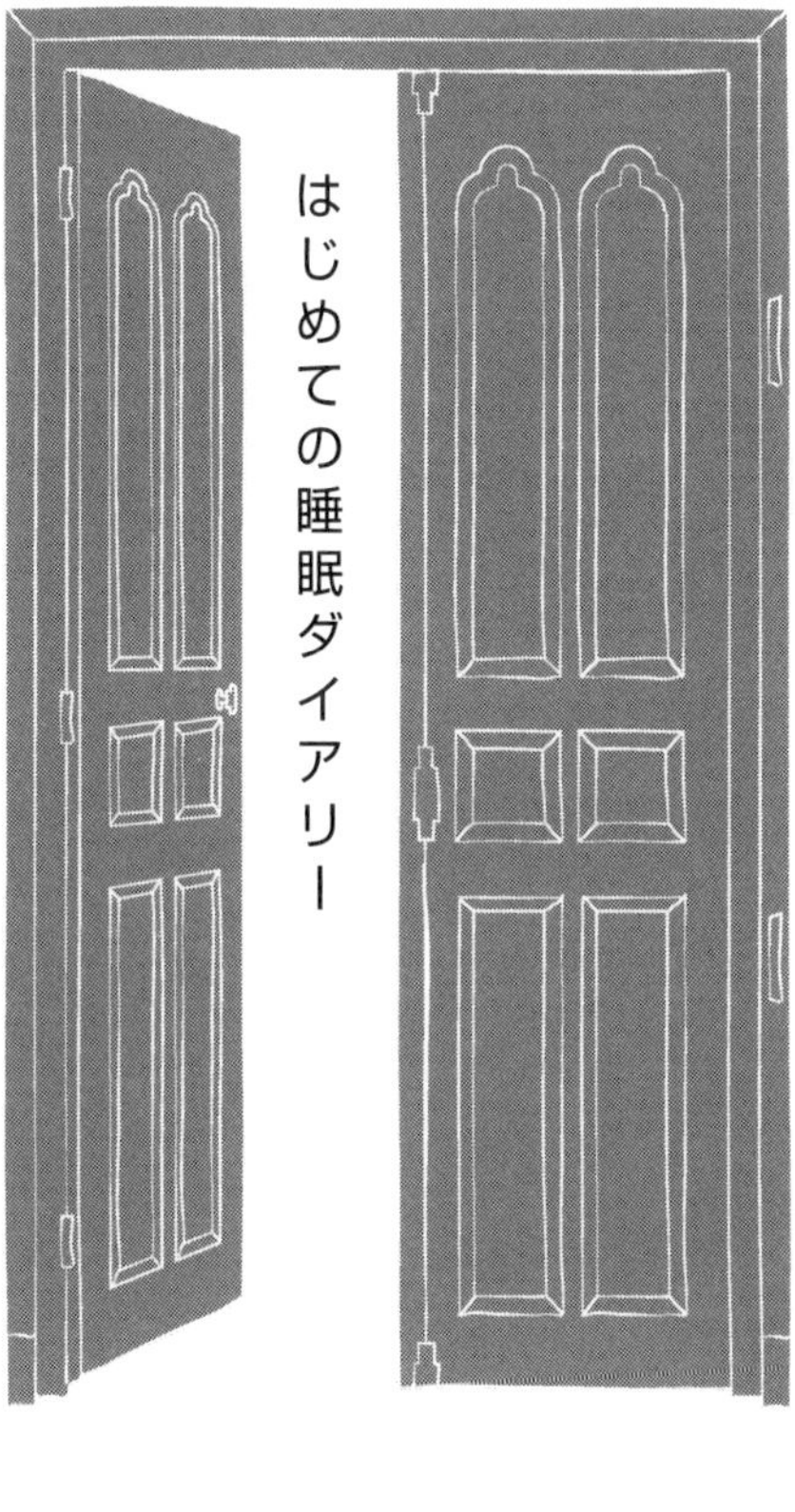

今の眠りの状態を測定する

よく扉を開けてくださいました！　睡眠の問題を解決する第1ステップは、現在の睡眠状態をカタチにすることです。つまり、眠れなかったことを頭の中だけで悶々《もんもん》と考えるのではなく、目に見えるカタチで事実を見据《みす》える必要があります。

ここでは2つの方法を紹介しましょう。

まずは、ここ1週間の不眠の状態がどの程度であるかを測ってみましょう。

次の8つの質問にお答えください。

A　寝つきの問題について（布団に入って電気を消してから眠るまでに要した時間）

0：問題なかった

1：少し時間がかかった

2：かなり時間がかかった
3：非常に時間がかかったか、まったく眠れなかった

B　夜間、睡眠途中に目が覚める問題について

0：問題になるほどではなかった
1：少し困ることがあった
2：かなり困っている
3：深刻な状態か、まったく眠れなかった

C　希望する起床時間より早く目覚め、それ以上眠れない問題について

0：そのようなことはなかった
1：少し早かった
2：かなり早かった
3：非常に早かったか、まったく眠れなかった

D 総睡眠時間について

0：十分だった
1：少し足りなかった
2：かなり足りなかった
3：まったく足りないか、まったく眠れなかった

E 全体的な睡眠の質について

0：満足している
1：少し不満
2：かなり不満
3：非常に不満か、まったく眠れなかった

F 日中の満足感について

0：いつも通り
1：少し低下

2：かなり低下
3：非常に低下

G　日中の活動について（身体的および精神的）

0：いつも通り
1：少し低下
2：かなり低下
3：非常に低下

H　日中の眠気について

0：まったくない
1：少しある
2：かなりある
3：激しい

すべての質問に答えたら、○をつけた数字の合計点を計算してください。

私の合計得点は、□点です。

その点数が、現在の不眠の重症度になります。

このアンケートは、「アテネ不眠尺度」と呼ばれるもので、世界保健機関（WHO）の指導のもとに作成されました。

これまでの調査で、どの国でも**アテネ不眠尺度が5点以下の人は、現在のところ不眠症とは考えにくい**といえます。**6点以上だった人は、不眠症の可能性が高く、その点数が満点の24点に近いほど、重症度が高い**と考えられています。

このアンケートは、本書の最後に、もう一度答えてもらいます。現在の得点が、本書での取り組みによってどのくらい変わるかを見てみましょう。

なぜ睡眠ダイアリーをつけるか

もう一つは、睡眠ダイアリーというもので、毎日の睡眠を記録していくものです。

突然ですが、昨日の昼食の内容を思い出せますか？　では、3日前は？　1週間前は？

おそらく、日が経つほど思い出すのに時間がかかると思いますし、漠然とした記憶になっているでしょう。睡眠も同じで、毎日記録をとらないと、「なんとなく眠れていない」という曖昧《あいまい》な記憶になってしまいます。

たいてい、人は、眠れなかった日のことをよく覚えています。だって、眠れた日は日常生活に支障《ししょう》がないので悩みはないですもんね。ですので、毎日の記録をとり、ご自身の睡眠を今一度チェックしてみましょう。

睡眠ダイアリーをつけるもう一つの理由があります。それは、**本書を実践することで、睡眠の問題がどのように変化するかを確認し、あなたにとって、効果的な方法は何かを見つけやすくする**ことです。

記録をつけないと、せっかく皆さんが取り組んでみたことが、「本当に効果的だったのか」「結局、何が効果的だったのか」を見極《みきわ》めにくくなってしまいます。

あなたに合った睡眠力の高め方を見つけるために、睡眠ダイアリーは続けましょう。

睡眠ダイアリーのつけ方

図表1を見てください。1週間分の睡眠が記録できるようになっています。例を見ながら、上から順にご説明します。

日	日	日	日	日	日	日	1週間の
曜日	曜日	曜日	曜日	曜日	曜日	曜日	平均（分）

睡眠効率
（睡眠時間÷臥床時間×100）　%

図表1　睡眠ダイアリー

質問＼日付	(例)17日 金曜日
1. 昨晩、寝床に入った時刻は?	22:00
2. 電気を消して寝ようとした時刻は?	22:10
3. 電気を消したあと、約____分で眠りましたか?	50
4. 夜、寝た後に____回目が覚めてしまいましたか?	4
5. 目が覚めてしまった後、どのくらい眠れませんでしたか?（分）	10, 20, 15, 10
6. 今朝、最初に目が覚めた時刻は?	5:00
7. 寝床から出た時刻は?	6:30
8. 今朝、どれくらいよく眠れたと感じましたか? まったく　いくらか　非常に眠れた 1　2　3　4　5　6　7　8　9　10	3
9. 日中の活動にどのくらい支障をきたしましたか? まったく　いくらか　非常にきたした 1　2　3　4　5　6　7　8　9　10	4
10. 睡眠時間（分）	
11. 臥床時間（分）	

睡眠ダイアリーは昨晩の睡眠について、朝起きたときに思い出して記録してもらいます。

「日付」

昨日の日付を書きます。たとえば、今朝が8月18日（火）だとしたら、17日（月）とお書きください。

「1．昨晩、寝床に入った時刻は？」

ここには、寝床に入った時刻を書いてください。

「2．電気を消して寝ようとした時刻は？」

ここには、「そろそろ寝よう」としてすべての活動を止めた時間を書いてください。

寝床に入るときは、すぐに電気を消して横になるという方は、「1」と「2」が同じ時刻になります。寝床に横になってから本を読んだり、携帯をいじったりしている方は、「1」と「2」の時刻が異なります。

「3．電気を消したあと、約　―　分で眠りましたか？」

ここには、寝ようと思ってから、どのくらいで寝ついたか、つまり、寝つきにかかる時間を書いてください。思い出せる範囲で、しかも感覚的なもので結構です。

「4．夜、寝た後に　―　回目が覚めてしまいましたか？」

ここには、途中で起きた回数の合計を書いてください。思い出せる範囲で、しかも感覚的なもので結構です。

「5．目が覚めてしまった後、どのくらい眠れませんでしたか？」

ここには、途中で目が覚めてしまったときに、再度寝つくまでにかかった時間を書いてください。たとえば、「4」で回数を「4（回）」と回答された方は、「10（分）」「20（分）」「15（分）」「10（分）」といったように、それぞれどのくらいかかったかを書きます。思い出せる範囲で、しかも感覚的なもので結構です。

「6．今朝、最初に目が覚めた時刻は？」

ここには、寝床から出る前に目が覚めた時刻を書いてください。これも感覚的なもので結構です。

「7．寝床から出た時刻は？」

ここには、寝床から出た時刻を書いてください。目が覚めてすぐに寝床から出た場合は、「6」と「7」は同じ時刻になると思います。一方、朝方5時ごろに目が覚めて、6時30分まで、寝床でゴロゴロしていたという場合は、「6」が5：00、「7」が6：30となります。

「8. 今朝、どれくらいよく眠れたと感じましたか？」

これは、朝起きたときの熟睡感をお尋《たず》ねしています。これまでに経験した中で、今日はとてもよく眠れたと感じた場合は、10点、反対に一睡もできなかった、まったく寝た感じがしなかった場合は1点となります。1〜10の間で点数をつけてみてください。

「9. 日中の活動にどのくらい支障をきたしましたか？」

こちらは、夕方以降につけていただくといいと思います。昨晩の睡眠によって、これまでの経験の中でもっとも日常生活がままならなかった場合は10点、反対に、いつも通りで支障がなかった場合は1点となります。こちらも1〜10点で評価してください。

「10. 睡眠時間」と「11. 臥床《がしょう》時間」は、あなたの1〜7の記録に基づいて、第2章で計算しますので、ここでは空欄で結構です。1〜9を毎日記録してください。

では、実際に、昨日の睡眠について睡眠ダイアリーに記入してみましょう。

睡眠ダイアリーをつける前に――ダイアローグ①

南沢さん「寝ついた時間とか、途中で起きていた時間なんて正確にわからないと思いますが」
私「おっしゃる通りです。ですので、感覚で結構です。基準をつくっておくといいかもしれません。たとえば、いつもの寝つきにかかる時間が60分くらいだとしたら、昨日の睡眠はもう少し長かった気がするので、70分という具合です」
西海さん「これをつけたら逆に眠れなくなりそうだ（笑）」
私「いや、笑いごとではなく、そうなる可能性が高いです。ですので、**枕元にこの本を置いて記録をとることはやめましょう**。朝起きたときに、思い出せる範囲で結構なので、記録してみてください」
東川さん「つけ忘れないようにしなきゃ」
私「それはとても大切なことですね。習慣になるまでは、誰でも忘れます。朝起きたときに必ず行く場所に置いておくといいかもしれません。どこか思い当たる場所はありますか？」
東川さん「だったら、食卓の上に置いておきます」
西海さん「私は、電車の中で書くために、鞄《かばん》に入れておこうかな」
私「皆さん、いいですね。書き忘れないようにいろいろと工夫してみてください。最後に、現在の睡眠に対する満足度を10点満点で評価してみましょう」
東川さん「私は、3点です。イライラして子どもに当たってしまうこともあります。子どもは何も悪くないのに。なので、絶対によくなりたいです」
西海さん「私は5点かな。一度起きてもすぐに寝つけるようになりたいです」
南沢さん「私は3点ですね。早く不眠から解放されたいわ」
北山さん「僕は1点です。仕事への支障を何とかしたいです」

それでは、今日から1週間、睡眠ダイアリーをつけてみましょう。それまで、第2章に進んではいけません。

先ほどお話ししたように、あなたに最適な睡眠方法を見つけることが本書の目的です。まずは「今の」睡眠状態をしっかりと記録してください。その際、お願いしたいことが1つあります。徹底的に睡眠ダイアリーを使ってください。

ただ睡眠の記録をとるのではなく、**眠れなかった日と眠れた日の日中の活動の違い、横になったときの身体の感覚の違い**（たとえば、身体が熱いとか、布団になじまないとか）、などです。そうすることで、「効果的な手法」が見つかりやすくなるでしょう。

●睡眠ダイアリーをつけるためのルール

①　まずは1週間、毎日つけること
②　朝起きてからなるべく早いうちに記録すること（ただし、枕元には置かない）
③　睡眠以外のことでも、やったこと、気づいたことがあれば記録すること
④　投げださないこと

column✹2

不眠と不眠症の違い

よく誤解されるのが「不眠」と「不眠症」です。世間では、なかなか寝つけない、何度も目が覚める、よく寝た感じがしないという状態が続くと、不眠症だと判断されます。ですが、夜間の睡眠の問題だけでは不眠症ではありません。

夜間の睡眠の問題によって、朝起きてから一日中だるい、眠気が強い、頭が痛い、

集中力が続かない、といったように、日中の生活に支障が出てしまっている状態が、1ヵ月以上続く場合、やっと「不眠症」となります。

つまり、夜間の睡眠がどれだけ悪くても、日常生活に支障が出ていなければ深刻にとらえる必要はない、と言えます。このことについては、のちのち詳しく説明します。

注意しておかなくてはいけない点は、今あげた日中の症状は、不眠症以外の病気でも認められます。

夜、よく眠れた日には日中のつらさが軽減する場合は睡眠から来る支障ですが、よく眠れても変わらない場合は、別の問題が隠れているかもしれませんので、診察に行かれることをお勧《すす》めします。

2
week

第2章

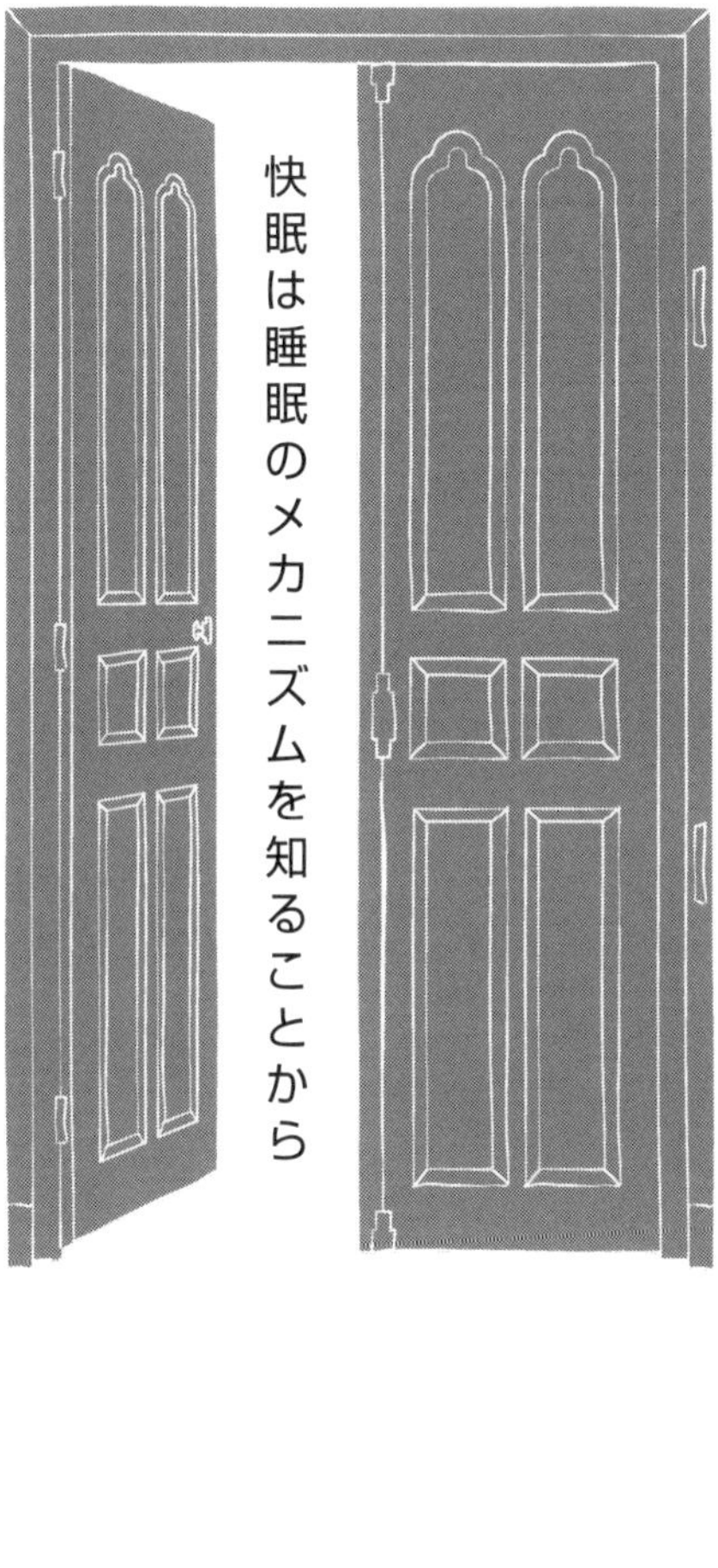

快眠は睡眠のメカニズムを知ることから

睡眠ダイアリーから何がわかるか

さて、1週間たちました。睡眠ダイアリーは毎日記録できましたか？

1週間、毎日記録がとれた方は……**パーフェクト！** すばらしすぎます。正直そこまでは期待していませんでした(笑)。

「おまえが言ったんだろう」とツッこまれそうですが、考えてもみてください。どこの馬の骨ともわからない私の言うことを聞いて、実践するなんて相当に勇気がいります。しかも記録をとるという七面倒なことを！です。

あなたの本気度がよくわかりました。

1週間のうち、5日分は記録できた方は……これもよくやっていただきました！

4日分以下の記録にとどまってしまった方は、睡眠ダイアリーの置き場所が効果的でなかったのかもしれません。つまり、忘れてしまったのだと思います。

習慣になるまでは目に見えないと忘れてしまうことが多くなります。その場合は、ぜひ、置き場所を工夫して忘れない方法を見つけてみましょう。

では最初に、記録してきていただいた睡眠ダイアリーを使って、あなたの睡眠状態を明らかにしてみましょう。暗算が得意な方はそのまま、苦手《にがて》な方は、電卓か携帯の計算機機能を使いましょう。

まずは練習です。睡眠ダイアリー（例＝図表2）の臥床《がしょう》時間と睡眠時間を出してみましょう。

寝床にいた時間（臥床時間）を計算します。

これは、「1．寝床に入った時刻」から「7．寝床から出た時刻」までになります。例では、4日は23時00分に入床し、今朝8時00分に起床しているので、臥床時間は9時間になります。次にこの時間を分単位に直します。

つまり、9（時間）×60（分）＝540分

となります。この「540」という数字をその日の「11．臥床時間」の欄に記入します。では、この要領であなたの睡眠ダイアリーの臥床時間を算出しましょう。

4日	5日	6日	7日	8日	9日	10日	1週間の
月曜日	火曜日	水曜日	木曜日	金曜日	土曜日	日曜日	平均（分）
23:00	22:40	23:30	22:00	23:30	23:30	23:10	
23:00	22:40	23:30	22:00	23:30	23:30	23:10	
60	60	30	90	40	30	40	50
1	2	1	2	0	0	1	
40	30, 20	15	40, 30			25	29
6:30	6:10	5:30	5:00	6:20	6:00	5:45	
8:00	7:40	7:40	5:30	7:30	7:30	7:20	
2	3	5	2	5	5	4	
3	3	3	4	2	1	4	
350	340	315	260	370	360	330	332
540	540	490	450	480	480	490	496
						睡眠効率（睡眠時間÷臥床時間×100）	67%

図表2　睡眠ダイアリー（南沢さんの場合）

質問　＼　日付	(例)17日 日曜日
1. 昨晩、寝床に入った時刻は?	22:00
2. 電気を消して寝ようとした時刻は?	22:10
3. 電気を消したあと、約____分で眠りましたか?	50
4. 夜、寝た後に____回目が覚めてしまいましたか?	4
5. 目が覚めてしまった後、どのくらい眠れませんでしたか?（分）	10, 20, 15, 10
6. 今朝、最初に目が覚めた時刻は?	5:00
7. 寝床から出た時刻は?	6:30
8. 今朝、どれくらいよく眠れたと感じましたか? まったく　いくらか　非常に眠れた 1 2 3 4 5 6 7 8 9 10	3
9. 日中の活動にどのくらい支障をきたしましたか? まったく　いくらか　非常にきたした 1 2 3 4 5 6 7 8 9 10	4
10. 睡眠時間（分）	305
11. 臥床時間（分）	510

終わりましたら、次に実際に寝ていた時間（睡眠時間）を計算します。

これは、「2．電気を消して寝ようとした時刻」から「6．今朝、最初に目が覚めた時刻」までになります。

例では、4日は23時00分に電気を消し、今朝は6時30分に目が覚めて、その後眠れずにゴロゴロしていた場合、7時間30分となります。この時間を分単位に直すと、

7（時間）×60（分）＋30（分）＝450分

となります。そこから、「5．寝つくまでにかかった時間」と「7．再度、寝つくのにかかった時間」を引きます。

例では、それぞれ60分と40分なので、次のようになります。

450（分）－60（分）－40（分）＝350分

この時間を「10．睡眠時間」に記入します。この要領であなたの毎日の睡眠時間を算出しましょう。

「睡眠の質」が明らかになる

では、1週間の全体的な睡眠の質を出してみます。

記入した睡眠時間を合計し、その合計時間（分）を記録した日数で割ります。たとえば、南沢さんの場合（図表2）、7日分の睡眠記録がありました。睡眠時間の合計は、2325分でしたので、

2325（分）÷7（日）＝332分（四捨五入）

となりました。

同様に、臥床時間も合計しましょう。

「平均値を出す」というのは、じつは睡眠を評価する上でとても重要な作業になります。本章の後半で詳しくご説明しますが、睡眠は不足すれば補おうとする能力があること、そして、その人が眠れる総睡眠時間は大きく変化しないことがその理由です。

つまり、睡眠について一喜一憂するよりも、1週間単位でどのくらい眠れているかを知っておいたほうが、より正確な評価になるといえます。

最後に、あなたがどのくらい効率よく眠れているかを調べてみましょう。これを睡眠効率（％）と呼びますが、1週間の平均睡眠時間÷1週間の平均臥床時間×100（四捨五入）で算出されます。南沢さんの場合ですと、

332（分）÷496（分）×100＝67％

となります。

一般的に、睡眠に問題を感じていない方で90％以上になります。ちなみに、67％という数字は、1週間を通して、よく眠れた感じがしないと考えられる数値です。

その他、寝つきにかかった時間、途中で目が覚めてしまったとの再入眠にかかった時間についても、1週間の平均時間（四捨五入）を計算してみましょう。


第1週、1週間の結果から――ダイアローグ②

私「これで睡眠ダイアリーの空欄がすべて埋まりました。皆さんの1週間の結果を発表してください」
東川さん　寝つきにかかった時間 43 分　再入眠にかかった時間 0 分　睡眠時間 330 分　臥床時間 422 分　睡眠効率 78 ％
西海さん　寝つきにかかった時間 7 分　再入眠にかかった時間 113 分　睡眠時間 355 分　臥床時間 486 分　睡眠効率 73 ％

南沢さん　寝つきにかかった時間 50 分　再入眠にかかった時間 29 分　睡眠時間 332 分　臥床時間 496 分　睡眠効率 67 %

北山さん　寝つきにかかった時間 120 分　再入眠にかかった時間 0 分　睡眠時間 376 分　臥床時間 495 分　睡眠効率 76 %

私「睡眠ダイアリーをつけてみて、気づいたことはありましたか？」

東川さん「最初は、とても記録をとるのが面倒で（笑）。でも途中から少しずつ習慣になってきた気がします」

西海さん「そうですね。どのタイミングで記録するかを固定するまでが勝負かな。私の場合は、起床後はむずかしかったので、通勤中の電車の中で書くことにしました」

北山さん「僕は、通勤中は寝てしまうので職場で書くことにしました。でも、最初鞄に入れておいたら忘れてしまって（笑）。結局、職場のデスクの中に入れておくのがいちばんいいと気づきました」

私「皆さん、それぞれに合った方法を見つけられて、すばらしいですね！　実際に記録をつけてみて、改めて気がついたことはありましたか？」
南沢さん「私は、睡眠効率が悪かったのですが、布団に入っている時間が長いのが原因なんじゃないかしら」
私「たしかに睡眠時間は5時間30分程度ですが、臥床時間は8時間20分くらいですね。なるほど」
東川さん「私、毎晩子どもを寝かしつけるときに1時間くらいうとうとしていることに気づきました。これが、寝つきと関係しているかどうかはまだわからないんですけど」
西海さん「私は、いつも眠いと思っていたんですが、とくに眠いのは会議とかつまらない資料を読んでいるときで、それ以外の仕事や生活では、どんな睡眠でもあまり支障《ししょう》はないみたいです」
私「おっ？　たしかにそうですね。再入眠に2時間近くかかった日でも支障が〝2〟で、再入眠に5分しかかからなかった日と同じですね」
南沢さん「そう言われてみると、私も睡眠の様子は毎日変わるけど、日中の支障度はあまり変わらないわね」

私「そういうこともあるんですね。東川さん、北山さんはいかがですか」
東川さん「私は、全体的に睡眠不足な気がします。毎日、眠気が強いので」
北山さん「僕もそうです。ただ、どんな生活をしていても、寝つく時間はほとんど一緒で、2時、3時だということはわかりました。あと、平均すると睡眠時間は結構とれているんですが、平日がだいたい5時間、休日は9~10時間くらい寝ていました」
私「なるほど。そう考えると、睡眠不足をどのように解消できるかもポイントになりそうですね」

あなたは睡眠ダイアリーをつけてみていかがでしたか?

ポイントは、睡眠状態だけを気にするのではなく、**日中の支障についても確認することです。**

睡眠状態に一喜一憂してしまうのは、いってみれば「木を見て森を見ず」です。

睡眠を1週間単位で確認し、さらには日常生活の支障度なども併《あわ》せて判断することが大切です。

睡眠の3つのメカニズム

やっと本題に入ります。

あなたはこれまでに、寝るためにどんなことをしてきましたか？　おそらく、インターネットで調べたり、テレビ番組や本などで「眠りによい」といわれる方法を試してみたことでしょう。

その結果はいかがでしたか？　長続きしましたか？

世の中には、快眠グッズや快眠方法などの情報であふれていますが、なぜその方法がいいのかという根本的な説明をしているモノは非常に少ないと言えます。

そこで、ここでは、睡眠のメカニズムについて取りあげます。メカニズムを知ると、あなたの日常生活の中で、快眠のための工夫ができるようになります。

ここで取りあげるのは3つのメカニズムです。

①　疲れたら眠るリズム――睡眠欲求が十分に溜まらないと眠れない

「運動したらよく眠れる」「昼寝は避けたほうがよい」「夕方以降の居眠りは禁物」というようなことは、一度は聞いたことがあるかと思います。これは、ホメオスタシスという睡眠の恒常性《こうじょうせい》機能によるものです。

図表3を見ながら説明していきましょう。

図表3は、横軸が時間経過、縦軸が睡眠欲求の強さ、黒い部分が睡眠を表しています。

人は、起きた時点から睡眠欲求が溜《た》まっていきます。

これは、疲れとかだるさに似ているのですが、イコールではありません。というのも激しい運動をしたからといって、眠りに直結するわけではないからです。

激しい運動をするというよりは、一日を通していかに身体を起こしておくかが大切になります。

日中の生活を通して、睡眠欲求は徐々に高まっていきます。そして、あるポイントに来ると睡眠に入ります。

睡眠によって睡眠欲求は解消され、翌日、起床後にまた溜めていくというのがホメオスタシスです。

図表3　日中の活動と睡眠の関係

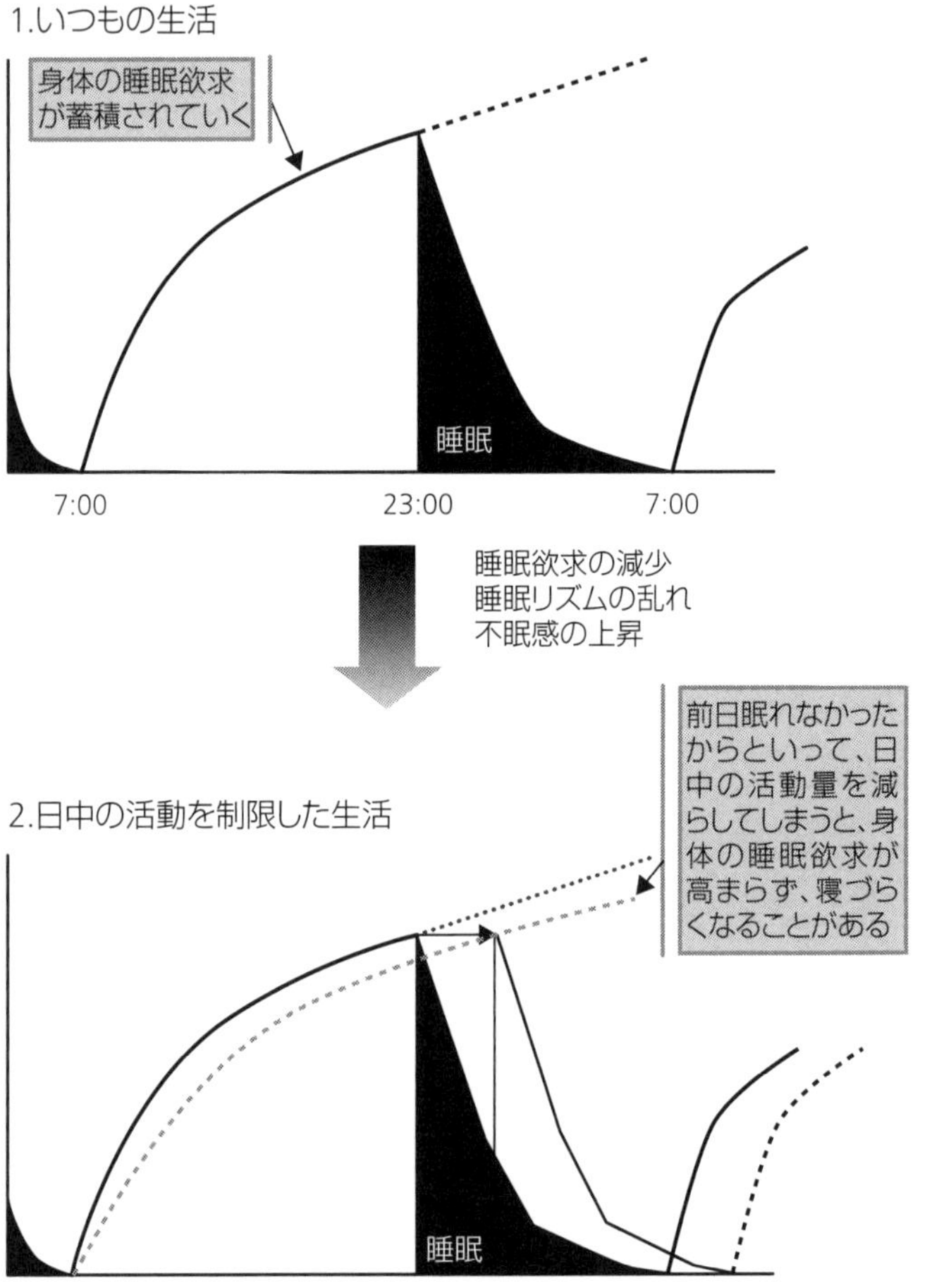

出典：岡島義・井上雄一『認知行動療法で改善する不眠症』すばる舎

では、このリズムが不眠とどのように関連しているのでしょうか。

不眠になってしまうと、目覚めても気分がすぐれず、「こんな状態では身体によくない」という気持ちが強くなります。すると、仕事や学校を休んだり、友人との予定をキャンセルすることが多くなり、その分、家でゴロゴロしている時間が増えてしまいます。

これが、ホメオスタシスの乱れにつながります。**日中に睡眠欲求を解消したり、睡眠欲求が高まりにくい生活をしていると、夜になっても睡眠欲求が高まりません。**

ところが、頭では「昨日はよく眠れなかったから、今日は眠れるはずだ」と考えてしまうため、普段と同じ時刻かそれよりも早い時刻に就床し、「どうして眠れないんだ」とイライラしたり、不安になったりしてしまいます。

それもそのはずです。睡眠欲求が溜まっていないんですから。

疲れたら眠るリズムを規則的にするためには、日中は極力、身体が楽になる活動を減らして、いつも通りの生活を続けたほうがよいでしょう。むしろ、**眠れなかったときこそ、いつも通りか、それよりも少し負荷《ふか》のかかる生活を心がける**べきといえます。先ほども書きましたが、人は睡眠不足になれば、必ずその分を補う能力を持っています。

このメカニズムから、普段の生活で気をつけることがらとしては、次のようなことです。

□ 日中は極力、身体を起こしておく
□ 昼寝は避けるか、14時までに20分以内にとどめる
□ いつもと同じ時刻かそれよりも遅い時刻に就床する

このことから、**昼寝は短いほうがよい**でしょう。ただし、横になっても眠れない方は、無理に仮眠をとろうとしてもなかなかむずかしいので、昼寝の努力をするよりも、夜の睡眠のために、睡眠欲求を高めておいたほうがよいでしょう。

昼寝の長さについては、後ほど詳しくご説明します（「仮眠の効果」80ページ）。

さきほどの北山さんの例を思い出してください。北山さんは、平日と休日の睡眠時間が大きく異なっていました。とくに、平日は日中の眠気が強いということなので、おそらく平日は睡眠不足の状態で、それを休日に解消するというホメオスタシスが働いているのだと考えられます。

平日と休日の睡眠時間のズレが大きくなると、次にお話しする「夜になったら眠るリズム」が乱れてしまったり、5日間の睡眠不足が2日間では補いきれず、日中の眠気がとれない可能性もあるので要注意です。

② 夜になったら眠るリズム――朝の光と夜の光

「朝は光を浴びたほうがよい」「夜はパソコンやスマートフォン、テレビは見ないほうがよい」というのは、「夜になったら眠るリズム」が関係しています。

これは、概日《がいじつ》リズムと呼ばれるもので、おおむね24時間周期で動いています。

図表4を見てください。これは、時間の経過による概日リズムの変化を表しています。どの時間帯に強い光を浴びるかによって、眠気が前進したり、後退したりします。

とくに、睡眠との関連が深いのが朝の光と夜の光です。**朝に、強い光を浴びると、夜の眠気が前進します**（図表4中段）。一方、**夜に強い光を浴びたり、それほど強くない光でも長い時間を浴び続けていると、眠気が後退します**（図表4下段）。

つまり、なかなか寝つけない場合は、朝日をしっかりと浴び、夜は強い光を浴びないよ

図表4　夜になったら眠るリズムと光の効果

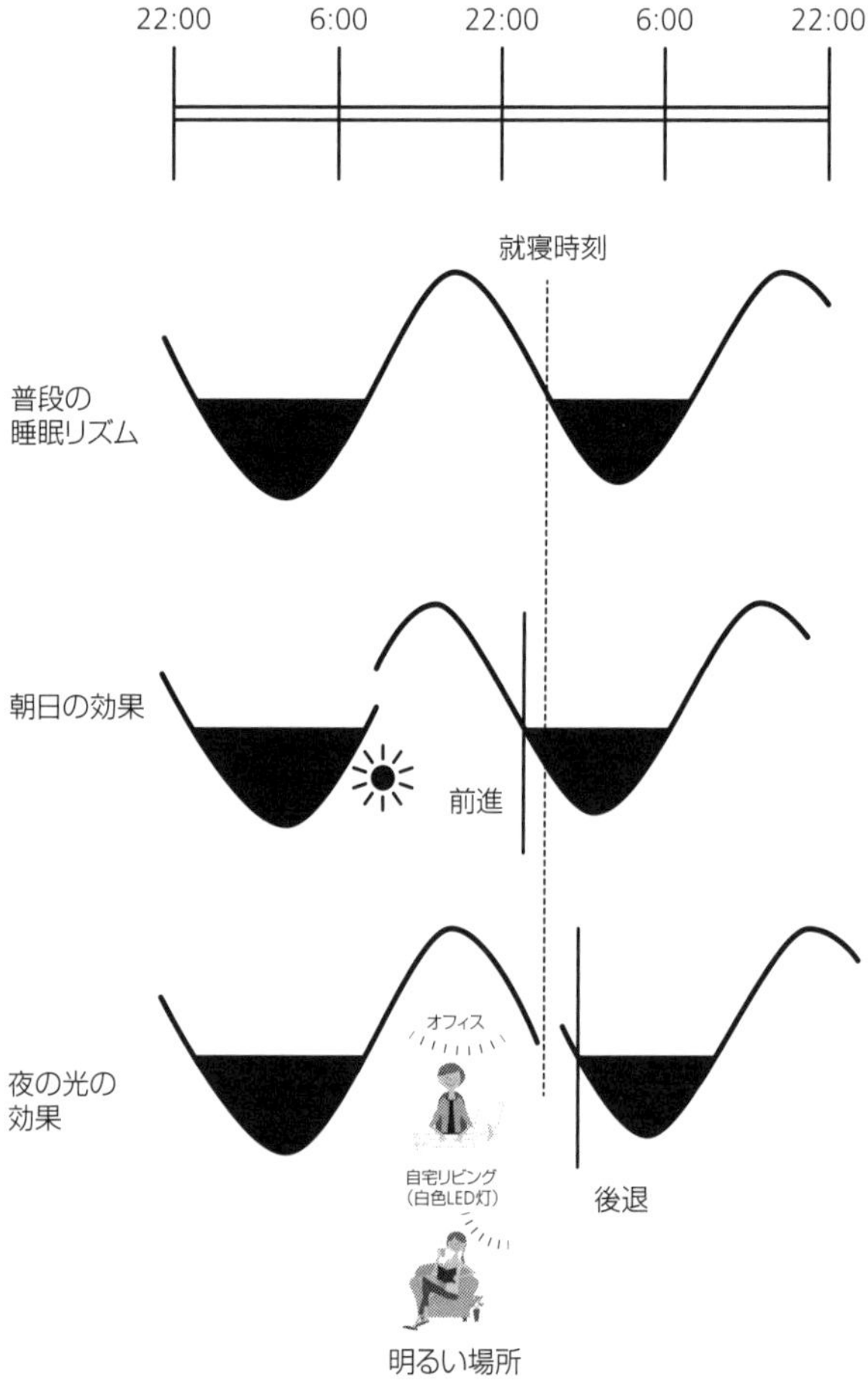

うにする必要があります。

ここで、注意が必要です。

じつは「浴びる」という表現は少し語弊《ごへい》があり、「目から取り入れる」と言ったほうが正確です。といっても、太陽を直接見るのは目によくないので、太陽を視野にとらえておくようなイメージがよいでしょう。

じつは、目の奥には中枢《ちゅうすう》時計があり、そこが眠気物質であるメラトニンの分泌《ぶんぴつ》を管理しています。

朝、目から強い光が取りこまれると、メラトニン分泌が抑制されます。そして、その14時間後くらいに、抑制が外《はず》れてメラトニンが分泌され、「だるさ」を感じます。

その1時間後くらいになると「だめだ、もう眠い」という状態になってバタンキュー、というリズムがつくられます（図表5）。

しかし、メラトニンは暗くなると出やすい性質がありますので、夜になっても明るい部屋にいるとなかなか分泌されません。そこで、夕方以降は極力、強い光を目から取りこまないように工夫する必要があります。

強い光というのはどのくらいか気になりますね。図表6は、さまざまな状況での光の強

図表5　朝日を浴びることと眠気の関係

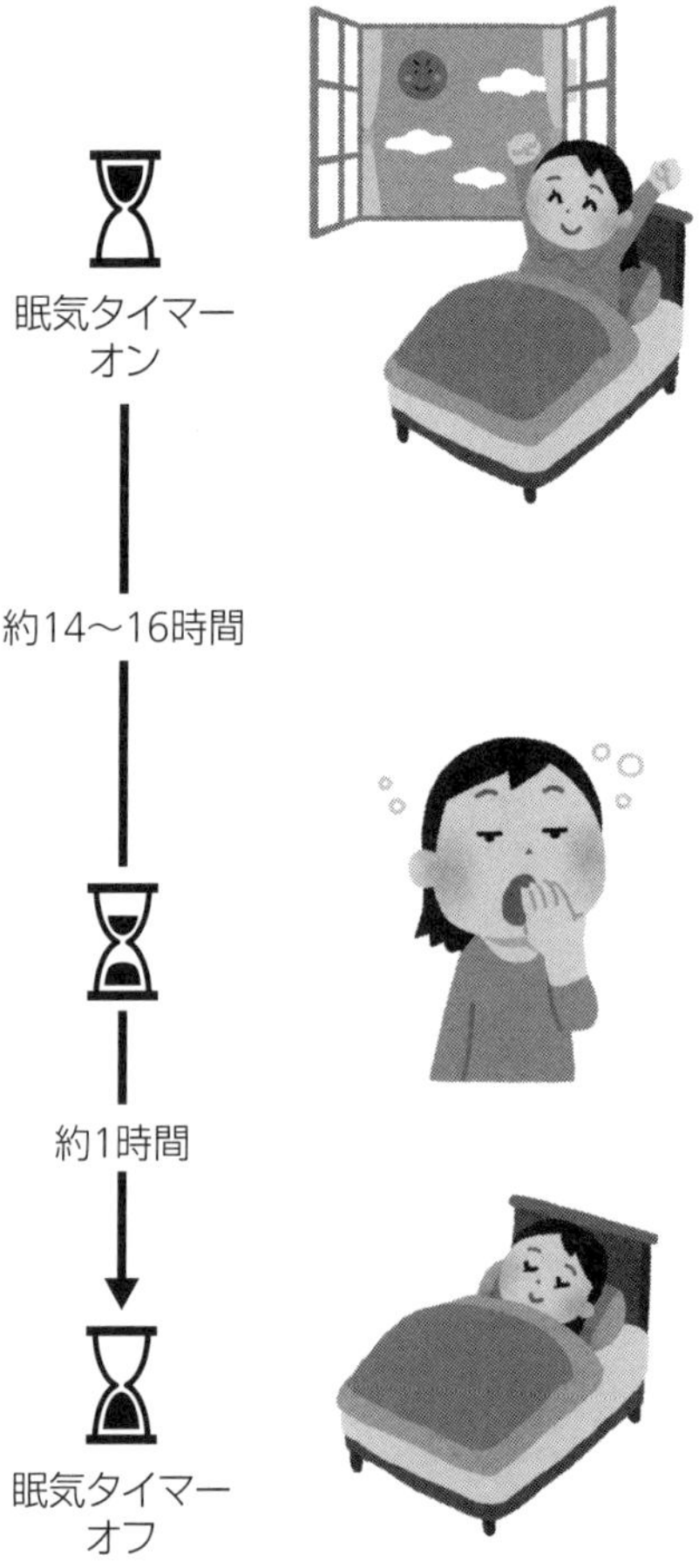

図表6　場所ごとの明るさ

照度(lux)	朝のイチオシ!
100,000	晴れた日(屋外)
10,000	曇りの日(屋外)
5,000	雨の日(屋外)
2,500	晴れた日(室内で光を浴びる)
1,000	オフィス照明
500	住宅照明
300	地下街
100	間接照明

夜のイチオシ!

さ（照度、ルクス）を表しています。

朝は、5000ルクス以上あるとよいでしょう。一方、夜は、100ルクス以下にしていただくとメラトニンが分泌されやすくなります。

このように朝の光は積極的に取りこみ、夜の光は取りこむ量をできるだけ少なくしておく必要があります。それぞれの時間帯の効果的な対策方法を考えていきましょう。

朝はどのように光を目から取り入れるとよいのかというと、**「起床後2時間以内に30～60分程度」**です。

すでにお気づきかもしれませんが、これは、「言うは易《やす》く、おこなうは難《かた》し」です。想像してみてください。朝、寝床から出て2時間の間、あなたは何をされていますか？　朝食の準備や出勤、通学の身支度で家の中にいると思います。つまり、意識的に、時間をつくらなければなりません。

光を目から取り入れるための方法として、次のような方法があります。

□　散歩

□　家の中で光が差しこむ場所から外を見る

□　高照度光装置を利用する
□　庭の手入れ／洗濯干し／花壇《かだん》に水やり 等

この中でも、散歩がいちばん効果的ですが、サングラスやサンバイザーをかけたり、太陽を背にして歩いては効果がありません。**太陽が視界に入る方角に向かって歩く**のがよいでしょう。会社勤めの方は、通勤時間を利用するのもよい手です。

家の中ではどうでしょうか。これは、外に出るよりも光の強さは弱くなりますが、効果はあります。ただ、同じ場所にずっととどまっているのはむずかしいと思いますので、**庭の手入れなどと組み合わせて合計30分程度**になるとよいでしょう。

外出も、屋内もむずかしい場合は、高照度光装置を利用します。これは、読んで字のごとく、強い光を出す機械ですが、1～2時間浴びる必要があります。

さまざまな商品が販売されており、卓上型のモノや眼鏡型のモノがあります。ただし、数万円する機器なので、どうしても朝日を浴びられないという場合にはお勧《すす》めします。

夜の光としては、間接照明がいちばんよいといわれています。しかし、残業や夜の仕事では、なかなか暗い環境にするのはむずかしいでしょう。

また、自宅の白色灯の下に長くいるのも、メラトニンの分泌を妨《さまた》げてします。とはいっても、ご家族がいると、照明を暗くすることがなかなかむずかしい場合もあるようです。ある方は、間接照明にしようとされたのですが、「家は明るくなくてどうする！」というご主人の強い反対を受けてしまい実施できませんでした。

しかし、「夜になったら眠るリズム」に従えば、目に入る光をシャットアウトすればよいことになります。次のような方法が考えられます。

□ 自宅では、夜は間接照明にする
□ 夕方以降はサングラス（黒もしくは黄色系）をかける
□ 夕方以降はＰＣメガネをかける

24時間社会では、夜はとても明るい状態です。なので、朝の光と同様、夜の光は意識してカットする必要があります。

最近の研究では、可視光の中でも**青色成分の光（ブルーライト）が眠気を抑制する影響を与える**ことがわかっています。

ＬＥＤを使った商品（電灯、スマートフォン、パソコン、テレビなど）には、このブルーライトの成分が含まれているので、長時間の使用は避けたほうがよいといえます。ＰＣメガネはこのブルーライトをカットしてくれます。

このメカニズムから、普段の生活で気をつけることがらとしては、次のようなことです。

□ 朝は目から光を取りこむ（起床後2時間以内に30分以上）
□ 夕方以降は目に入る光をカットする
□ 生活環境でも、夜は間接照明に。むずかしい場合は、なるべく暗い明かりにする（暖色系が望ましい）

③ 体温が下がったら眠くなるリズム――深部体温を下げる工夫

「寝る直前の入浴は避けたほうがよい」「夜に激しい運動はしないほうがよい」というのは、「体温が下がったら眠くなるリズム」が関係しています。

ただし、ここでの「体温」というのは、身体の中心部の温度をさしています。これを深部体温と呼びます。

図表7を見てください。

これは、深部体温と眠気の時間的変化を示しています。両者は逆のリズムで動いているのがおわかりでしょうか。**深部体温が高いときは、眠気はほとんどなく、反対に眠気が強いときは深部体温は下がっています**。このように、深部体温と眠気は強く関係しています。

では、深部体温はどのようにして下がるのでしょうか。これは、子育てを経験した方であれば感覚的にわかります。

赤ちゃんが眠たいかどうかを判断するとき、手足の温度を確認したことがあると思います。じつは、深部体温は、手足といった末梢《まっしょう》部分から放熱することで低下します。ですので、あなたも眠くなったときに、手足が温《あたた》かいか一度確認してみてください。おそらく普段よりは温かくなっています。

「へぇ！」という声が聞こえてきそうなので、気分をよくして、もう一つ雑学を。冷え性の方は、手足が冷たいと寝にくいというのは経験済みだと思います。

これは、手足からの放熱が妨げられているために深部体温が下がらないことが原因です。かといって、入浴を寝る直前にしてしまうと深部体温も上がってしまいます。

図表7　深部体温と眠気の関係

眠気にはリズムがあります。深部体温（身体の中心部の温度）が下がりはじめると、眠りにつきやすくなります（深部体温を下げるために、皮膚温度は上がります）

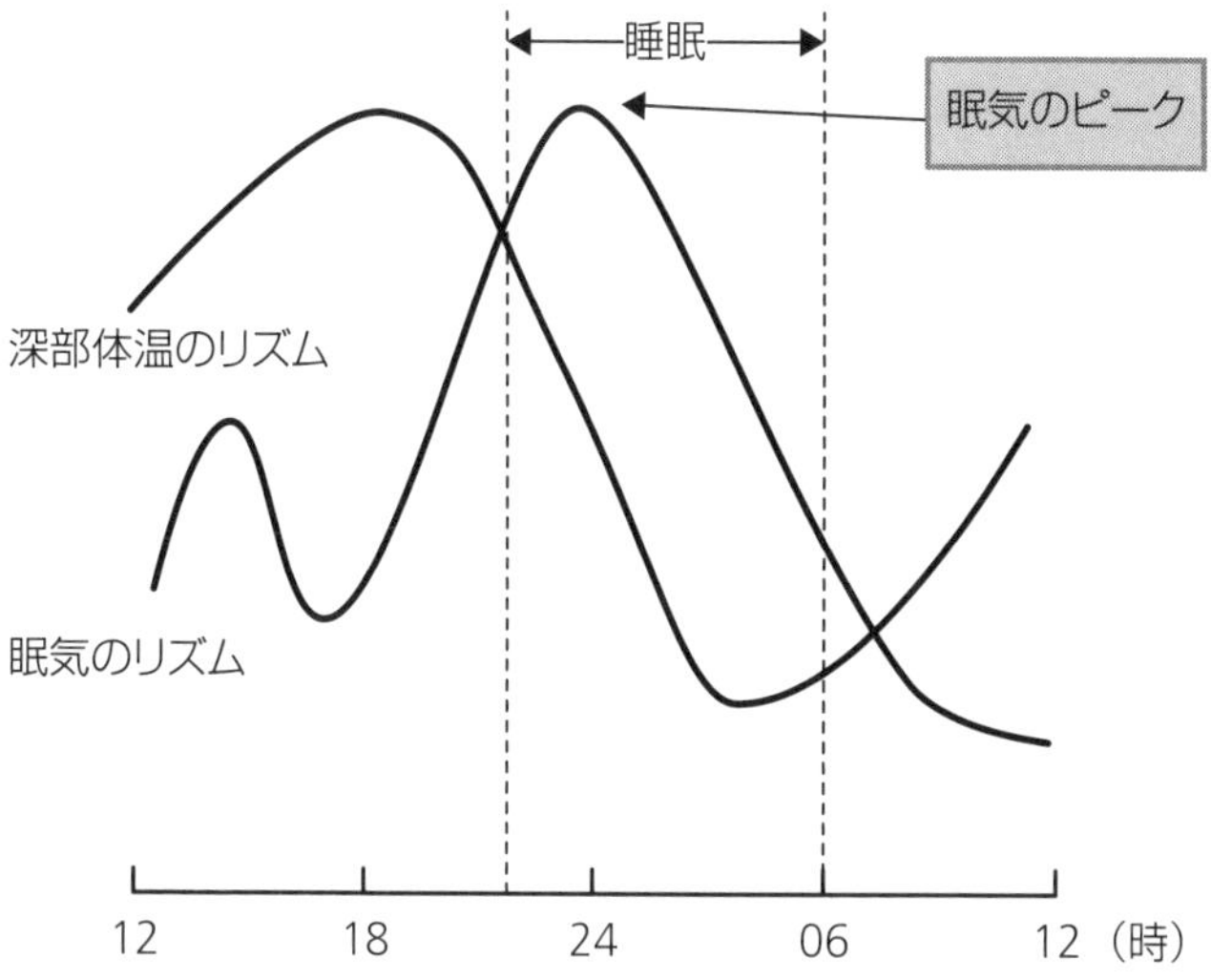

出典：岡島義・井上雄一『認知行動療法で改善する不眠症』すばる舎

ですので、冷え性の方は入浴後に靴下をはく等の対策をし、さらに、寝床を温める工夫が重要になります。たとえば、湯たんぽや電気あんか、電気毛布をつけておく、などが考えられます。

電気毛布に関しては、つけっぱなしで眠ると、一晩中、弱火で深部体温を温めている状態になりますので、寝る際は切っていただいたほうがよいでしょう。

本題に戻りましょう。

このメカニズムに反する行動は、夜の眠気を覚ましてしまいます。

たとえば、寝る直前に入浴したり、激しい運動をすると、深部体温が上がってしまい、寝つきにくくなります。

そこで、**寝る時刻の2~3時間前に軽い運動（散歩、ジョギングなど）をしたり、1~2時間前に入浴することで、一時的に深部体温を上げておくと、寝る時刻が近づくにつれて深部体温が低下し、良質な睡眠がとりやすくなります。**

最近の研究では、**後頭部（首ではなく）を水枕で冷やす**ことで、深部体温が低下し、寝つきがよくなることが示されています。

また、十分な証拠ではありませんが、昔ながらのゴム製の水枕やジェル上のアイス枕（例：アイスノンなど）を利用するのもよいかもしれません。

その際は、現在使用している枕の上に置くと高さが変わってしまい、寝づらくなることがあります。

使用する場合は、フェイスタオルやバスタオルで冷たさと高さを調整するとよいでしょう。

このメカニズムから、普段の生活で気をつけることがらとしては、次のようなことです。

□　寝る時刻の2～3時間前に軽い運動をする（20～30分程度）

□　寝る時刻の1～2時間前に入浴をすます（冷え性の人は冷え対策を）

□　水枕やアイス枕を利用する

悪循環を断つ具体的な方法――ダイアローグ③

北山さん「昼寝はよくないってことは知っていましたが、睡眠のメカニズムで考えると、行き帰りの通勤電車で寝るのは、あまりよくないんですね。むしろ、夜しっかり寝ることを意識しないと」

私「そうなんです。今は、不眠でつらいから日中寝てしまう。日中寝てしまうと夜の睡眠の質が低下する。すると、また不眠でつらくなる。そういう悪循環にはまってしまっている状態だと思います」

北山さん「あと、僕の場合、夜になったら眠るリズムを意識すれば、もう少し寝つく時間が早くなるんじゃないかと思いました。そうすれば平日の睡眠時間がもう少し延びるかもしれません。

最寄り駅までバスで行っていましたが、雨が降っていない日は歩いて行こうと思います。仕事帰りは、PCメガネをしてみます。早速、この後、買って帰ろう」

私「それは、名案ですね！」

北山さん「それと、電車では立っていようと思います。これまでは、座れないかと必死で席を探してました（笑）。でも、座ると絶対に寝てしまうので、立ってみます」

西海さん「私も、北山さんと同じように、通勤時の朝日と、電車内では座らないことを試してみようと思います」
私「ぜひ、試してみて、睡眠の変化をチェックしてみましょう」
東川さん「私も北山さんと同じで、子どもと一緒に寝てしまうことで、良質な睡眠がとれなくなっている気がしました。でもどうしても寝ちゃうんですよね。」
私「子育て中の方は、結構同じ悩みを抱えているみたいです。ある方は、ものすごい発想の転換をしてました」
東川さん「えっ？　発想の転換？」
私「はい。その方は、『やり残したことをその日のうちに片づけようと思うから夜中に起きちゃうし、子どもが寝ないとイライラしてしまう』と。そして、『だったら、子どもと一緒に寝て、朝早く起きてやったほうがいいんじゃないか』といって、睡眠習慣を変えたら、ぐっすり眠れて、しかも自分の時間もとれたとおっしゃってました」
東川さん「どうして思いつかなかったんだろう。たしかにそうすればまとまった睡眠がとれますよね。ちょっと試してみようかしら」
南沢さん「私は、すべてのリズムを調整する必要がありそうだわ。睡眠薬を飲んでも眠れないし、朝も頭がぼーっとしていることが多いので、家で過ごす時間が長くなりました。
しかも最近は、膝《ひざ》が少し痛んで、よけい出歩くのがおっくうで。もともとの冷え性もあるので、お風呂も寝る時間ぎりぎりに入っていましたし。今の生活では、不眠はよくならないですよね」
私「まさに、睡眠の悪循環にはまってしまっていますね。しかも、身体を動かさなくなったことで筋力が弱まってしまって、よけい動くのがおっくうになっているという体力の悪循環もありそうです」
南沢さん「そうなのよねぇ。でも何から始めたらいいのか……」
私「悪循環なので、どこにハサミを入れても切れますよ。切りやすそうなところはどこですか？」
南沢さん「そうねぇ。まずは朝日を取り入れることから始めてみようかしら」

不眠脱却のための睡眠クイズ

ここで、睡眠の質を悪化させる一般常識についてのクイズを行います。ただし、一般的にはまだ知られていないことも含まれています。

睡眠を促進すると思われることには○、阻害《そがい》すると思われることには×をつけてみましょう。では始めましょう！

1　寝る前はカフェイン摂取《せっしゅ》を控《ひか》えたほうがよい……□
2　お酒を飲むとぐっすり眠れる……□
3　寝る前は一服するとリラックスして眠れる……□
4　眠れないときは、時間を確認して傾向を探るとよい……□
5　1日3食を規則正しくとることで、睡眠リズムが整う……□
6　日中に仮眠をとると、その後の作業効率が上がる……□
7　眠れなかった日は、日中に少しでも横になっていたほうがよい……□
8　夜は、なるべく部屋の明かりを暗めにすると眠気が出やすくなる……□
9　朝は、朝日を目から取りこむと睡眠リズムが整う……□
10　入浴は寝る直前がお勧めだ……□

1〜10の回答は、次のページに載《の》せてあります。

1＝○、2＝×、3＝×、4＝×、5＝○、6＝○、7＝×、8＝○、9＝○、10＝×

では、それぞれについて簡単に解説しましょう。すでにご存じのものは読みとばしていただいてもけっこうです。

＊カフェインと睡眠

これは、一般的によく言われることですね。カフェインの効果は、4～6時間続きます。ですので、就床時刻から逆算して摂取時刻を調整するとよいでしょう。カフェインが含まれている飲料としては、コーヒー、お茶、紅茶、炭酸飲料、栄養ドリンク、ココアなどがあります。神経質になるのも逆効果ですが、極力避けておいたほうがよいでしょう。お茶に関しては、麦茶にはカフェインが入っていません。また、最近ではノンカフェイン飲料も多く販売されていますので、そちらを利用するのも手です。

＊アルコールと睡眠

お酒を飲むと、寝つきはよくなるようです。しかし、全体の睡眠は浅くなり（図表8）、

図表8　お酒の影響

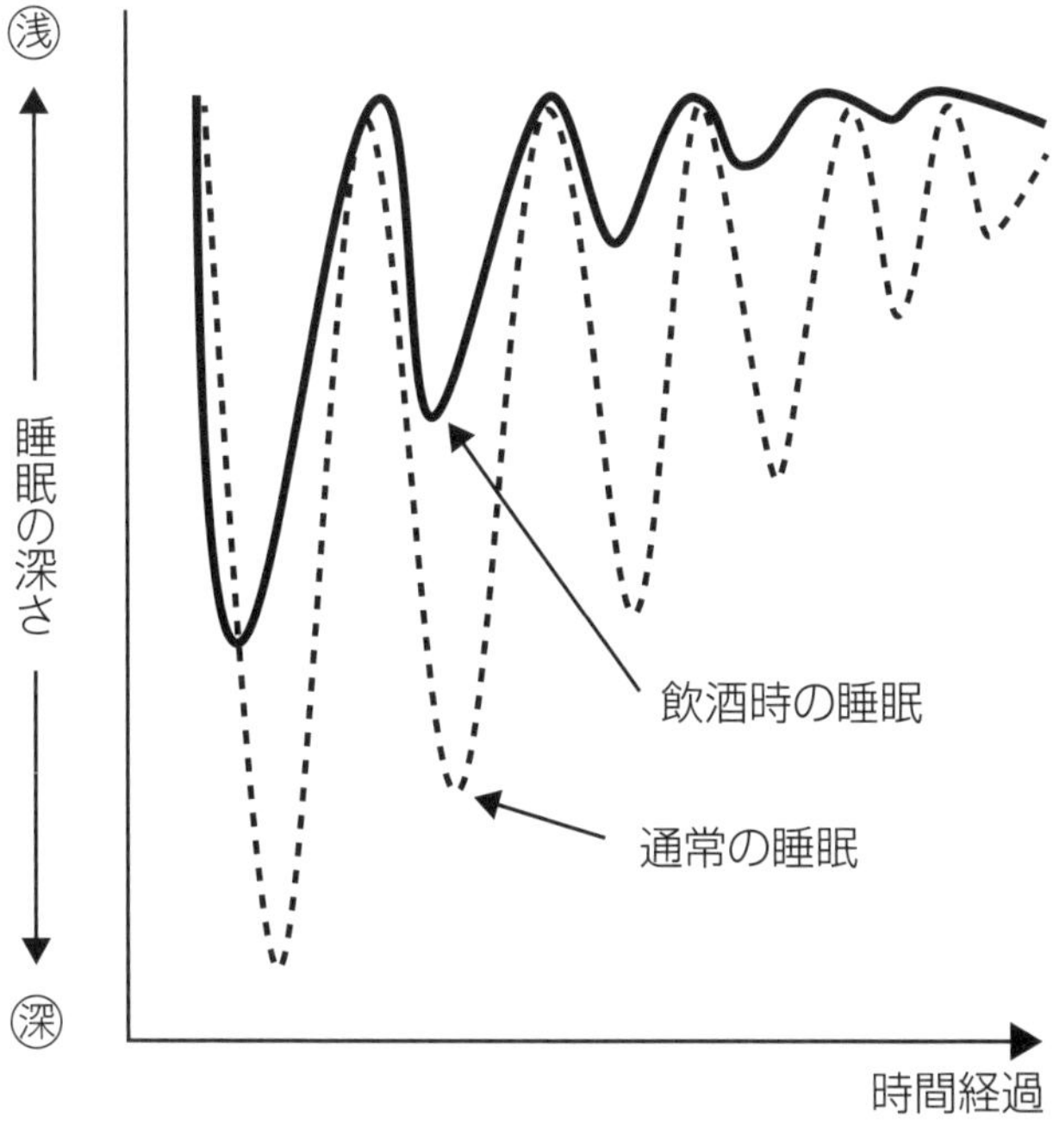

日中のパフォーマンスは低下してしまいます。さらに、アルコールは耐性がつきやすいので、徐々に増えてしまう可能性がとても高くなります。

飲みすぎにも注意が必要ですが、とくに、「寝るため」のお酒は要注意です。寝酒の習慣がやめられない場合は、できるだけ早く睡眠専門のクリニックを受診されることをお勧めします。

＊ニコチンと睡眠

喫煙は、吸っているときはリラックス効果があるのですが、吸い終わった直後から覚醒《かくせい》作用に変わってしまいます。すると、寝つけない、あるいは睡眠の質を悪くする可能性が高くなります。

できれば禁煙が望ましいですが、むずかしい場合は、寝る数時間前からの「部分禁煙」をお勧めします。

＊時計と睡眠

私たちは、時計を見て時間を確認することに慣れています。慣れすぎて自動化されているといっても過言ではありません。起きているときは、時間を確認するのは有益なことが多いですが、いったん寝床に入ってからの時間確認は、有害になることがあります。

じつは、眠れないときに時間を確認すると、「もうこんな時間！」「全然眠れない。どうしよう」といった焦《あせ》りを増長することがわかっています。

最近の研究では、夜中に時間を確認する人は、そうでない人よりも寝つきに時間がかかることが明らかにされています。

考えてみれば、途中で時間を確認してもしなくても、朝は来ますものね。ですので、いったん寝床に入ったら、時間を確認できるもの（携帯電話、置き時計、掛け時計）は排除しましょう。

たとえば、置き時計は目覚ましをかけて引っくり返してしまう、携帯電話は枕元に置かない、掛け時計は外してしまう、といった方法がよいでしょう。

＊食事と睡眠

睡眠のリズムを整える上で、1日3食を規則正しく食べることは、重要なことがわかってきました。睡眠をつかさどる中枢部（中枢時計）は、脳の視《し》交叉上核《こうさじょうかく》という場所にあり、先ほどご説明した光が、その調整に有効です。

一方で、各臓器にも睡眠をつかさどる機関（末梢時計）が存在します。基本的には、末梢時計は中枢時計によってコントロールされていますが、両方のリズムが一致せずに崩《くず》れることもあります。

ラットを用いた最近の研究では、食事時間が乱れることで、睡眠リズムが崩れてしまうことがわかりました。人も、朝起きたらしっかりと朝食を食べ、昼食、夕食を規則正しい時間に食べる必要があるでしょう。

空腹感が強い場合、寝つきを悪くすることがあります。その場合は、寝る1時間前にお腹に溜まるものを少量食べると寝つきがよくなることがあります。ただし、逆流性食道炎などの症状を持っている場合は注意が必要です。

寝る直前の水分補給は中途覚醒（トイレに行く）を引き起こすことがありますので、こちらも注意が必要です。

＊仮眠の効果

昼間の12～16時くらいの間の眠気は、睡眠リズムによって生じます。「昼食後は眠い」

と感じる方も多いと思いますが、昼食をとったかどうかにかかわらず生じます。

眠気が出てくると昼寝や仮眠をとる方もいると思いますが、とり方には注意が必要です。

まず、仮眠は20分以内にすますことです。たかが昼寝といえども、20分を越えたあたりから「深い睡眠」が出てきます（コラム3を参照）。この深い睡眠が出てくると、目が覚めた後、ぼーっとしてしまい、作業効率が落ちてしまうことがわかっています。

2つ目に、14時以降の仮眠は避けなければなりません。深い睡眠が14時以降に出てくると、夜間までに十分な睡眠欲求が溜まらず、普段より寝つきが悪くなるなどの夜間の睡眠を悪化させてしまいます。

このようなことから、昼間の眠気に関しては、できれば横にならずに、座った状態で寝るのがよいかもしれません。

また、カフェインを仮眠前に摂取しておくのもよいでしょう。カフェインはすぐには効果が出てきませんので、仮眠中に効果が出てきて目覚めやすくなるといわれています。

ただし、もともと昼寝の習慣がない人は、あえて寝る必要はないでしょう。寝ようすると、かえって眠れずにイライラすることがあります。

クイズの7～10は、すでに紹介したものなので、ここでは省略します。

間違えてしまった方は、もう一度、「疲れたら眠るリズム（54ページ）」「夜になったら眠るリズム（59ページ）」「体温が下がったら眠くなるリズム（67ページ）」を読み返しておきましょう。

次の1週間、気をつけたいこと――ダイアローグ④

南沢さん「カフェインとかアルコールは気をつけていたけど、時計を見るのもよくないのね」

東川さん「私もです。たしかに時計を見て焦ってました」

私「焦るとどんなことが頭をよぎりますか？」

東川さん「明日も仕事だから寝たいのに、とか、せめて5時間は寝ないと、とかですね」

南沢さん「私も同じだわ。とくに、予定がある前日とかはよけい焦るわね」

私「まさに、時間を確認することが焦りの引き金になっているみたいですね」

東川さん「仮眠の話を聞いて、ますます添い寝のときの居眠りがよくないことがわかりました」

私「添い寝の時のうとうとをどうするかがポイントになりそうですね」
北山さん「やっぱり平日の睡眠時間の短さが問題なんだろうなぁ。日中眠すぎて落ちちゃうと、夜眠れなくなって……（ぶつぶつ）」
私「日中に絶対に寝ないことができればいいですが、それができていたらこちらには来られていないと思います。まずは、できるだけ眠る時間を〝14時前に20分以内〟を意識してみるのはどうでしょうか」
北山さん「そうですね。絶対に寝ないというのはむずかしくても、今よりは居眠りの時間を減らせれば何か変わるかもしれないし」

ここまで、睡眠に関するメカニズムについて紹介してきました。ご存じのことも多かったと思います。普段、何気なく生活している環境の中に、睡眠にとって重要な要素が隠れていることに気づかれたのではないでしょうか。

少し習慣を変えてみることで不眠症が和《やわ》らぐかもしれません。

今回お話ししたことを、1週間すべてやってくださいとは言いません（やってほしいという希望はありますが）。そこで、睡眠ダイアリーに、4つのカテゴリーを追加しました

（図表11　91ページ）。

それぞれ、上から「疲れたら眠るリズム」「夜になったら眠るリズム」「体温が下がったら眠くなるリズム」「その他」となっています。

それぞれのカテゴリーから1つを選んで〇をつけてください。今日から1週間、選んだ項目を毎日実践してみてください。実践できた日は〇、完璧ではないが実践はできた場合は△、できなかった日は×をつけてみましょう。

ただ、つけ方はご自由で結構です。できた日にはシールを貼っていったり、スタンプを押しても結構です。どうせやるなら、楽しみながらやりましょう。もちろん、睡眠ダイアリーは続けてください。実践してみた結果、睡眠がどのように変わるかをチェックすることがとても大切です。

また、前回と同様、今日から1週間は、第3章に進んではいけません。「ローマは一日にして成らず」です。

●睡眠ダイアリーをつけるためのルール（復習）

① 1週間、毎日つけること

②　朝起きてからなるべく早いうちに記録すること（ただし、枕元には置かない）
③　睡眠以外のことでも、やったこと、気づいたことがあれば記録すること
④　投げださないこと

column✹3

睡眠段階と年齢の関係

睡眠には、「ノンレム睡眠」「レム睡眠」があります。さらに、ノンレム睡眠には、1〜3段階あり、数字が大きいほど深い睡眠といわれています（図表9）。

人は、眠りに入ると最初にノンレム睡眠に入ります。その後、レム睡眠に入り、またノンレム睡眠というサイクルで動いています。深い睡眠は一晩のうち、前半部分に出現し、後半はレム睡眠が多くなります。

それぞれの役割を見ていきましょう。その前にクイズです。次ページにネコが寝ているイラストが2つあります。どちらがノンレム睡眠の状態だと思いますか？

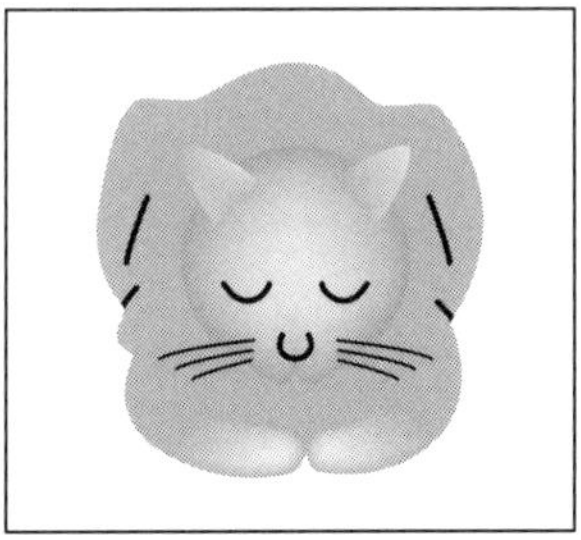

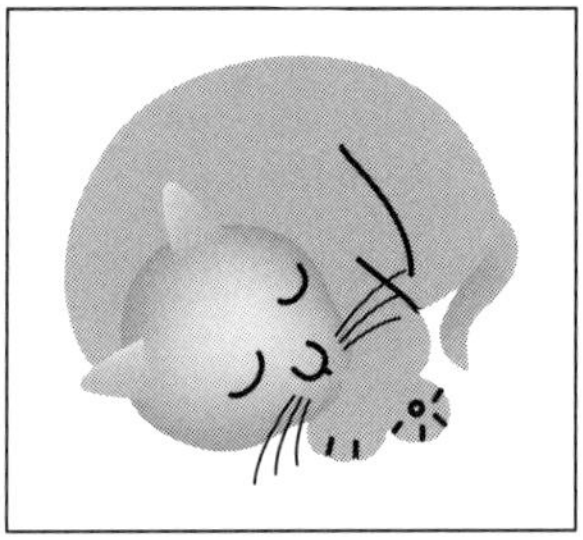

正解は、上のネコです。ノンレム睡眠のときは、いわゆる人間脳と呼ばれる大脳皮質のメンテナンスが行われており、脳は休息していますが、身体の力は完全には抜けていません。一方でレム睡眠は、夢見体験が多い段階で、脳は活動していますが、身体は休息しています。また、最近の研究では、レム睡眠は快感情を増やし、不快感情を減らすことも明らかにされています。

このように、それぞれ役割があるので、不要な睡眠はありません。夢を見ていたから、浅い睡眠だったとか眠れていないというのも誤解です。

図表9

熟睡期は寝入りばなに集中し、睡眠後半になると徐々に眠りが浅くなり、レム睡眠が多くなる

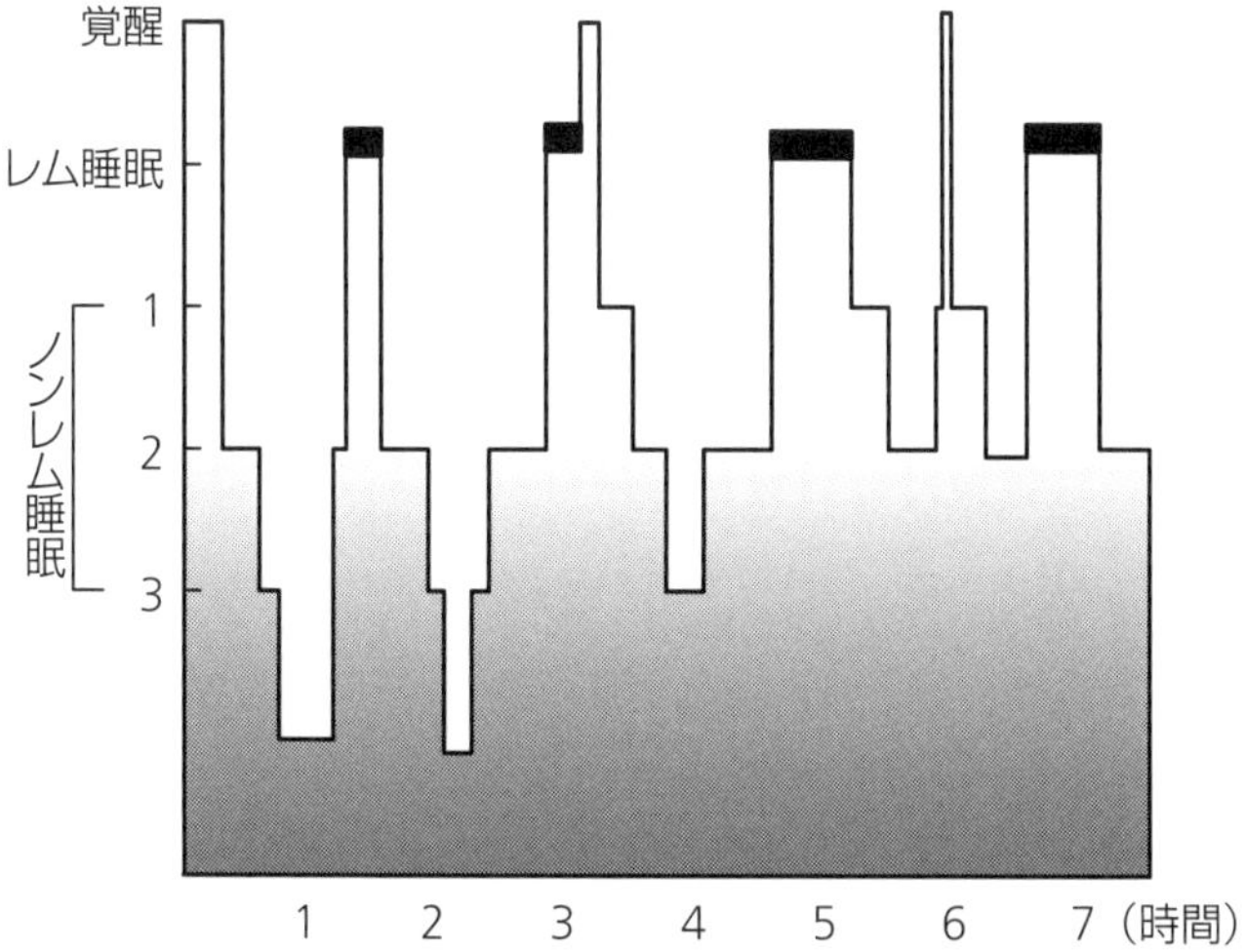

出典：井上雄一『ササッとわかる「睡眠障害」解消法』講談社（一部改変）

この睡眠段階は、年齢とともに変化していきます。図表10を見てください。これは、加齢とともに睡眠段階がどう変化するのかを表しています。

では、皆さんの現在の年齢のあたりに、縦線を引いてみましょう。その線の左右を比較して、違いはどこになるかを探してみましょう。

いかがですか? まずは全体の睡眠時間は、減っていくという現実です。さらに、睡眠段階3(ステージ3)は、加齢とともに減少していきます。

睡眠段階3は先ほどお話しした深い睡眠です。つまり、睡眠の質はどんどん悪くなっていくのです。しかし、多くの人は、たとえば「30歳代のころはもっとよく寝た感じがあったのになぁ」と、気づかないうちに基準を設《もう》けていることがあります。すると、すでに取り戻せないものを取り戻そうとすることになるので、いつまで経っても「十分眠れない」と不眠感が強まります。ですので、「昔のようにグッスリ眠りたい」という気持ちは、ちょっと置いといて、**日常生活に支障がなければ、年齢に合った睡眠はとれている**と考えたほうが正確な判断だといえます。

図表10　睡眠段階と年齢の関係

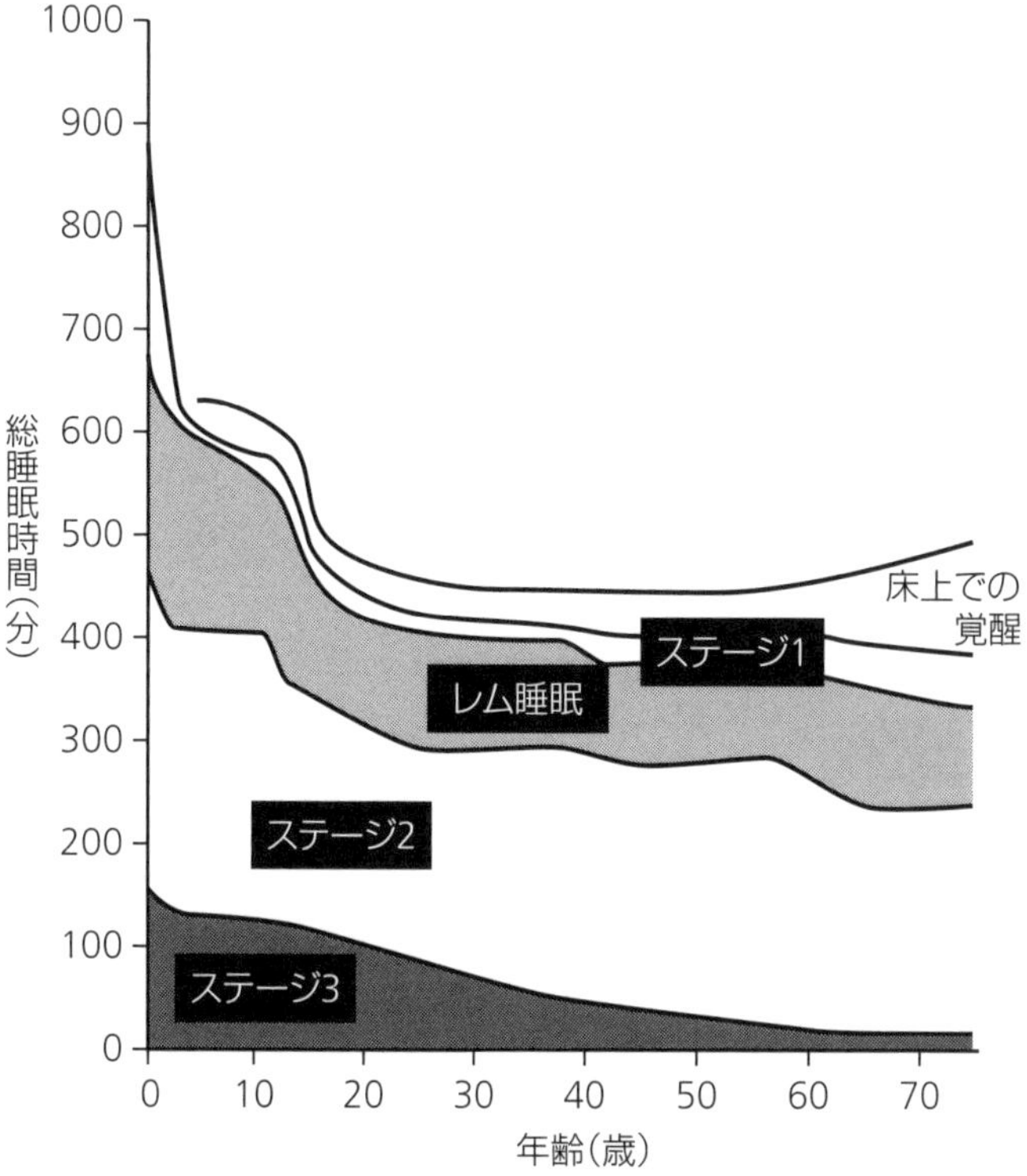

出典：Morin CM, Espie CA: Insomnia: A clinical guide to assessment and treatment Springer, 2004.

日	日	日	日	日	日	日	1週間の平均（分）
曜日	曜日	曜日	曜日	曜日	曜日	曜日	
睡眠効率（睡眠時間÷臥床時間×100）							%

図表11　睡眠ダイアリー

質問＼日付
1. 昨晩、寝床に入った時刻は?
2. 電気を消して寝ようとした時刻は?
3. 電気を消したあと、約____分で眠りましたか?
4. 夜、寝た後に____回目が覚めてしまいましたか?
5. 目が覚めてしまった後、どのくらい眠れませんでしたか?（分）
6. 今朝、最初に目が覚めた時刻は?
7. 寝床から出た時刻は?
8. 起きたとき、どれくらいよく眠れたと感じましたか? まったく　いくらか　非常に眠れた 1　2　3　4　5　6　7　8　9　10
9. 日中の活動にどのくらい支障をきたしましたか? まったく　いくらか　非常にきたした 1　2　3　4　5　6　7　8　9　10
10. 睡眠時間（分）
11. 臥床時間（分）

以下4つのカテゴリーから、1つずつ選び、できた日は○、完璧ではないが実践した日は△、できなかった日は×をつけてください。

・日中は身体を起こしておく　・仮眠は14時までに20分以内
・起床後2時間以内に30分程度光を取りこむ ・夕方以降は明かりを暗くするか、目を光から防御する
・入浴は寝る1〜2時間前にすます　・寝る2〜3時間前の軽運動 ・アイス枕（例：アイスノンなど）や水枕の利用
・寝酒を止める　・寝る直前の喫煙を止める　・寝る6時間前からカフェインは控える　・1日3食規則的に食べる　・寝床に入ったら時間確認できないようにする

3
week

第3章

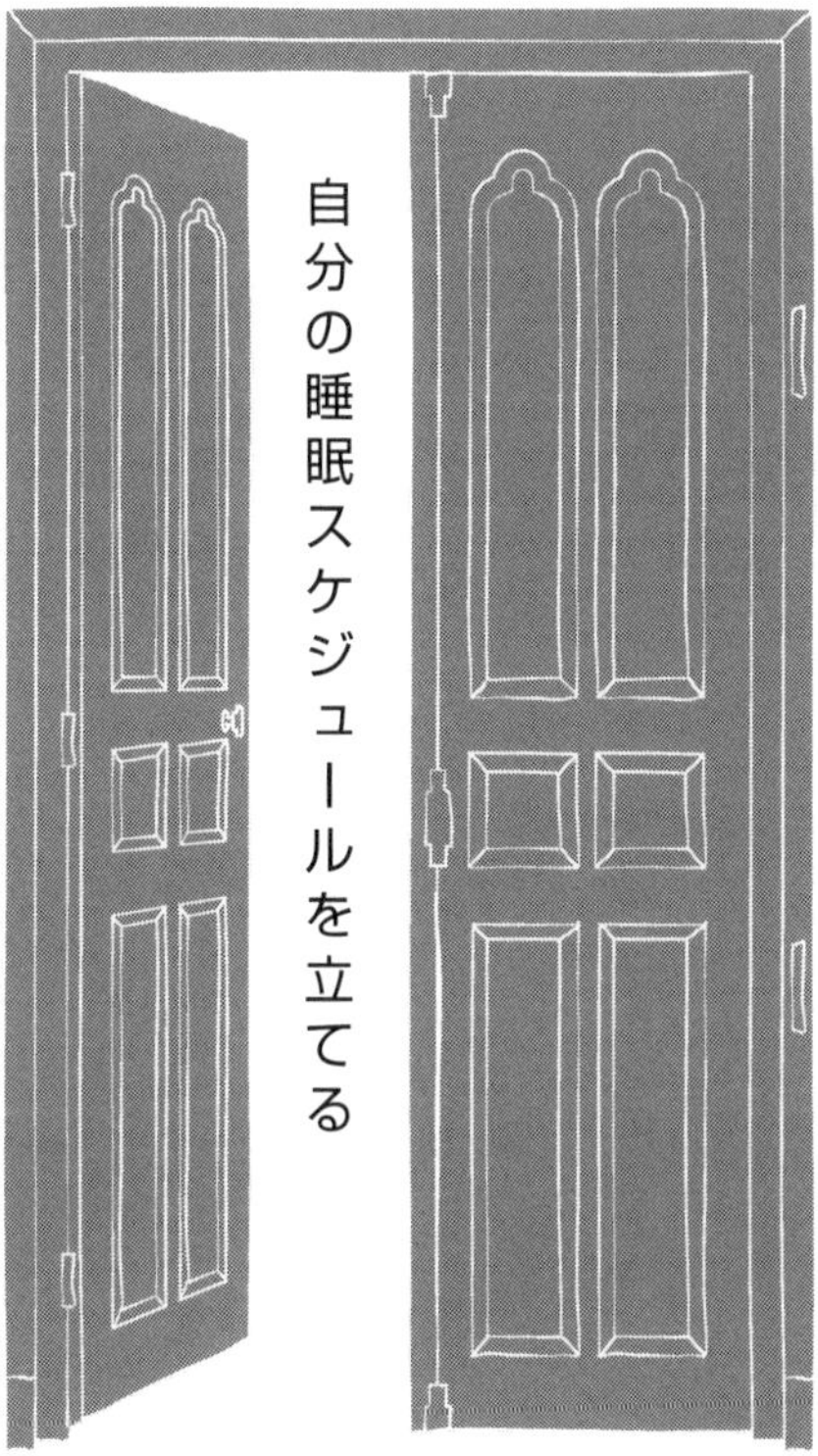

自分の睡眠スケジュールを立てる

新しい習慣を続けるコツ

さて、また1週間たちました。睡眠ダイアリーは毎日記録できましたか？

今週から3週目に入りますが、そろそろ睡眠ダイアリーが習慣になってくるころです。

それでもなかなかつけられない方は、もう一度、本書を手にとっていただいた理由を見直してみましょう。

この本をやってみようと思った理由

したから。

数ある書籍の中で、この本を購入しようと思ったからには、睡眠について悩まれているのは間違いないはずです。なので、あなたのやる気を疑っているわけではありません。「わかっちゃいるけどやめられない」原因があるのでしょう。

それはおそらく「クセ」の問題だと思います。ここでの「クセ」とは、「爪を噛《か》む」といったようなものより少し広義で、性格だと思われがちな、考え方のクセも含まれます。たとえば、「いつも三日坊主で終わってしまう」と思ってしまうクセ、「今は時期的にむずかしいから、もう少し余裕ができてからやろう」と先延ばしにしてしまうクセ。じつは、生まれながらにしてこのように考えていたのではなく、周りから「あなたは三日坊主ね」と言われてきたり、嫌《いや》なことを後回しにしてきた経験が積み重なって、いつの間にか性格のように感じてしまっていることが多くあります。

しかし、やり方さえ身につけてしまえば、クセはいかようにも修正できます。いかにして、記録を忘れないようにするか。これが第一ステップです。退社する前に、パソコンデスクに邪魔になるほど大きな付箋《ふせん》を貼ってもいいでしょう。「睡眠ダイアリーつけた？」と書いた紙を写真に撮り、携帯電話の待ち受け画面に設定してもよいかもしれません。記録を忘れない工夫、これこそが新しい習慣を続けるコツです！

どんな変化が……

第2章で実践すると決めた項目は、何日くらいできましたか？

図表11の下のカテゴリーの半分以上が○か△で埋まっている方は、まずいないと思います。だってどれも面倒くさいですものね。

「おまえが実践しろと言ったじゃないか！」と叱《しか》られてしまいそうですが。ただ、この「面倒くさいこと」に取り組んでいただけたのなら、それだけですごいことだと思います。しかも、半分以上が○か△で埋まっていたとしたら、それにはもう脱帽です。

では、実際に1週間行動してみて、睡眠にはどんな変化がありましたか？ 行動を実践することがもっとも重要ですが、それだけで終わってしまってはあまり意味がありません。行動したことが、睡眠の問題にどんな影響を与えたのかをチェックしましょう。もし、なんらかの関連性が見つかれば、しめたものです。

ただ、効果がなかった場合も、悪化しない限りは継続することをお勧《すす》めします。というのは、睡眠に影響を与えている要因は1つとは限らないからです。

今日お話しする睡眠スケジュールを実践してみて、その相乗効果が出ることもあります。ですので、悪化しない限りは継続してください。

column✹4

睡眠予報は天気予報より当たらないもの

一度、不眠症になると、睡眠のことばかりが頭に浮かんできてしまうことがあります。たとえば、日中に「どうやったら眠れるようになるんだろう」とか、寝床に入る際に「今日は眠れるかな。眠れなかったらどうしよう」といったふうに。

これは、眠る前にその夜の睡眠を予想している状態になります。まさに、「明日の天気はどうだろう」と天気予報を見ているのと同じです。

では、あなたの睡眠予報の精度はいかがですか？　おそらく、あまり精度は高くないと思います。さらに、その睡眠予報は今後も精度はあまり上がらない可能性が高いのです。なぜなら、眠れない原因はたくさんあるからです。

たとえば、三六五日、天候も温度や湿度も一定で、食事も同じ。さらには、着る服も話す人もその内容もまったく一緒、という世界であれば、眠れない原因はある程度特定できるかもしれません。しかし、現実世界はそうではありません。だからこそ、その睡眠予報に毎晩振りまわされるのはもったいないですね。

ですので、「眠れるかどうか」を予想するよりも、「眠れたかどうか」を朝起きてから確認するほうがよいでしょう。

睡眠密度を濃くするために

今日は睡眠スケジュールのお話です。まずは、皆さんの睡眠ダイアリーを振り返ってみましょう。見ていただきたいのは睡眠効率です。睡眠効率とは、あなたがどのくらい効率よく眠れているかを表していることはお話ししました。

では、ここでクイズです。どのくらいだと睡眠効率がよいといえるでしょうか？

① 90％以上
② 85％以上

③　80％以上

正解は、「② 85％以上」です。あなたの睡眠効率はいかがでしょうか？

79％以下の場合、睡眠効率は悪い状態です。不眠になる前のことを思い出してみてください。寝床に入ったらいつの間にか寝ていて、目覚ましで起こされて眠気をこらえながら離床していませんでしたか？　このときの睡眠効率は限りなく100％に近かったと思います。じつは、睡眠効率の低下は、睡眠の質の低下につながることがわかっています。

図表12を見てください。これは、睡眠スケジュールの手順を示しています。まず、不眠が続くと、どうしても身体がだるかったり、もう少し横になっていたいという気持ちから、徐々に睡眠時間と臥床《がしょう》時間との間にずれが生じてきます。

それが習慣づいてしまうと、上段のような状態になり、眠りたいのに眠れない現象が現れてきます。これが不安の種になります。「今日はちゃんと眠れるだろうか？」と。すると、一日一日の睡眠を独立してチェックしてしまうようになります。

こうして、一日一日の睡眠時間を見てみると眠れたり眠れなかったりするのですが、人の身体は、睡眠不足になればそれを補い、満たされれば少なくなるというバランスを保っ

図表12　睡眠スケジュール

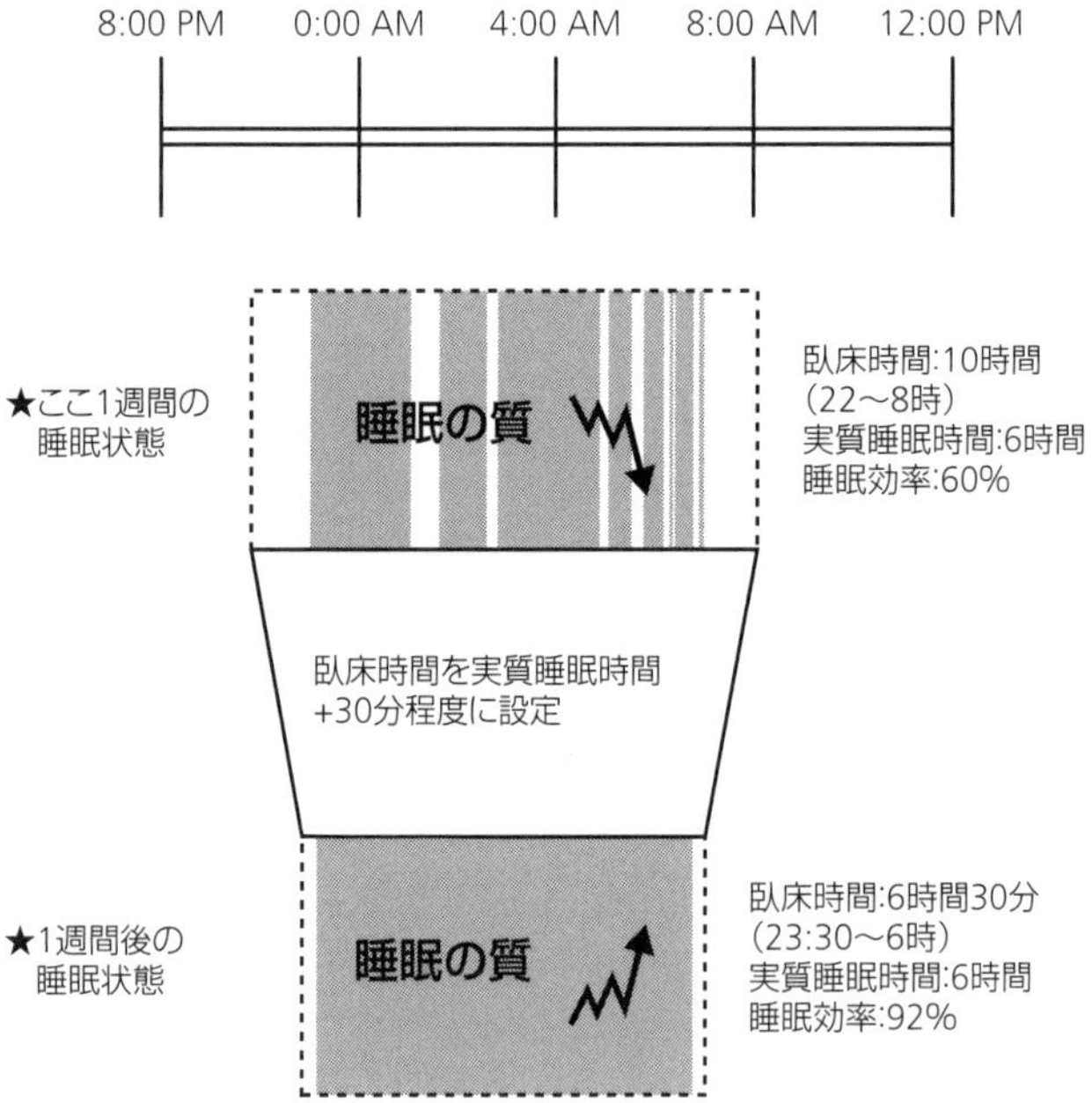

出典：岡島義・井上雄一『認知行動療法で改善する不眠症』すばる舎

ています。ですので、毎日の睡眠に一喜一憂するよりも、1週間の平均睡眠時間を出したほうがより正確な判断になります。

そこで、1週間の平均睡眠時間が6時間だった人が、寝床に10時間入っていたとしましょう。すると、睡眠効率は、6÷10×100＝60％となってしまいます。6時間のまとまった睡眠を10時間に引きのばせば、その分、睡眠密度が薄くなり、結果としてちょっとした音で目が覚めてしまったり、再入眠に時間がかかったりします。

この現象は手打ちうどんをつくる過程に似ています。手打ちうどんは小麦粉と食塩水を混ぜて、一つの塊《かたまり》をつくります。そして、それをのばし棒でのばし、切って完成です。このとき、塊とのばしたときのうどんの質量は変わっていません。しかし、1平方センチあたりの密度はまったく違いますね。つまり、のばせばのばすほど密度は薄くなり、ちょっとした刺激で穴があきやすくなるわけです。

睡眠でも同じことが起こります。実際にとれる睡眠量は同じでも、密度が薄ければ（臥床時間が長くなればなるほど）穴があきやすくなります。そこで、密度を濃くする必要があります。それが図表12の下段です。

睡眠密度を濃くするために、臥床時間を実質睡眠時間＋30分に設定します。先ほどの例に従うと、実質睡眠時間が6時間だったので、臥床時間は6時間30分となります。こうすることで、まとまった睡眠がとりやすくなり、睡眠の質が高まります。

睡眠スケジュールについては、ご理解いただけましたか？

睡眠スケジュールの立て方

では、睡眠ダイアリーから、あなたの睡眠スケジュールを立てましょう。

まず、先週分の平均睡眠時間を書いてください（たとえば、320分の場合、320÷60＝5時間20分）。

平均睡眠時間 □ 分 ―→ 時間に直すと □ 時間 □ 分

では、その時間に30分を足して、新しい臥床時間を出しましょう。

□ 時間 □ 分

次に、起床時刻（寝床から出る時刻）を決めます。これは、普段起きている時間にしていただくとよいでしょう。

起床時刻　□時□分

起床時刻から、新しい臥床時間を引いて、就床時刻（寝床に入る時間）を決めます。

就床時刻　□時□分

これがあなたの睡眠スケジュールになります。いかがですか？　おそらく、寝床に入る時刻が普段よりも遅くなったのではないでしょうか。「そんな遅くまで何をしていればいいんですか？」という質問をよく受けます。では、その時間まですることを考えましょう。

ここでのポイントは、「興奮しないような活動をする」ことです。たとえば、テレビ視聴でもお笑い番組はいいけど、ニュース番組で残酷な内容を取りあげていると目が覚めてしまうという方がいました。

その際は、番組内容を選んで見てもらったり、寝る前は録画したお笑い番組を見てもらうようにしました。また、読書でも小説を読むと先が読みたくなって目が覚めてしまう方は、堅苦しい専門書や写真の多い雑誌を見るといった工夫もできるでしょう。

興奮しないものであればなんでもＯＫですが、すべて**横にならずに行ってください。**

ほかにも、「そんなに遅くすると、翌日が心配で眠れない気がします」という質問もよく受けます。思い出してください。睡眠予報は精度がとても低いのです（コラム4参照）。何年も昔に、公園でハトの糞《ふん》が頭に落ちたとしても、「明日、あの公園でハトの糞がついたらどうしよう」と悩み続けたり、公園に行くのを避ける人はいません。なぜなら、その確率は低いとわかっているからです。

睡眠予報も同じです。精度が低い予報に振りまわされるのはもったいないですね。まずは1週間、実験的に試してみてその結果を検証してみましょう。

●**睡眠スケジュールのルール**

□ 睡眠ダイアリーの平均睡眠時間＋30分を新しい臥床時間にする（5時間未満の場合は、5時間とする）
□ 起床時刻を決める（その時間にアラームをかけるのがお勧め）
□ 起床時刻から新しい臥床時刻を引いた時刻を就床時刻とする
□ 就床時刻までは、興奮しない活動をして過ごす
□ なかなか寝つけないときは、いったん寝床から出て、しばらくしてから再度就床する

□　平日、休日にかかわらず、睡眠スケジュールは一定に

どうしても1週間続けてほしい理由

この睡眠スケジュールは、非常に効果が高いことがわかっています。しかし、途中で挫《ざ》折《せつ》してしまう人がもっとも多いことでも有名です。

睡眠スケジュールは、最初の3～4日は結構きついことが多いです。なぜなら、これまで身体に染《し》みついた睡眠リズムを変えようとする方法なので、まだ身体が新しいスケジュールに慣れておらず、睡眠不足になることがあるからです。

これは、時差ぼけと似ています。海外に行かれたことのある方は、現地時間に合わせたり、帰国後、もとの生活リズムに戻すのに苦労された経験があるでしょう。

時差ぼけはだいたい1週間で治《おさ》まってきます。**睡眠スケジュールも1週間で馴《な》染《じ》んできます**。ですので、3日くらいでやめてしまうと、つらいだけで終わってしまうので、1週間は何がなんでも継続する覚悟を持ってください。

「お肌のゴールデンタイム」という都市伝説

22時～深夜2時は「お肌のゴールデンタイム」と呼ばれていますね。これは、お肌のメンテナンスをする「成長ホルモン」と関係しています。

「えっ？　成長ホルモンは子どものときだけ出るんじゃないの？」と思われた方もいると思いますが、大人になっても成長ホルモンは出ています。

ところが、この成長ホルモンは、ある時刻になると分泌《ぶんぴつ》されるのではないのです。

前述のコラム3でお話しした「深い睡眠（睡眠段階3）」のときに分泌されます。深い睡眠は睡眠の前半部分に多く出現するので、このような都市伝説が出てきたのでしょう。

いつも22時～深夜2時の間に眠気が強くなる方は気にすることはないですが、この時間よりも早い、もしくは遅い時刻にならないと眠れない方は、無理に寝ようとすると不眠感が高まりますのでご注意を。

睡眠スケジュールを成功させる極めつきの秘訣

せっかくきつい方法を試すのであれば、成功させたいですよね。そこで、日中の過ごし方に工夫があります。

それは、第2章で取りあげた「疲れたら眠るリズム」「夜になったら眠るリズム」「体温が下がったら眠くなるリズム」を整えることです。

つまり、設定した起床時刻になったら起きて、朝日を目から取りこみ、日中は睡眠欲求を高めるために極力身体を起こしておき、夜は部屋の明かりを暗くして、寝る2～3時間前に軽運動してから入浴し、どんなにつらくても設定した就床時刻になるまでは起きている……。

こうして見てみると、かなりドSな方法です（笑）。

さらにドSっぷりを発揮すると、寝床に入ってはみたものの、全然眠れる気がしない場合は、いったん寝床から出てください。しばらく興奮しない活動をしてから再度就床してみましょう。

途中で目が覚めてしまった後の寝つきにくさも同様です。ただし、**時計を見てはいけません**。そして、**どんなに寝不足でも設定した起床時刻が来たら寝床から出てください。**

いかがですか？　これはあくまで睡眠スケジュールを成功させるためであって、私のSっ気の影響は1割程度です（笑）。

冗談はさておき、どうせやるなら中途半端にやるよりも、いっそのこと徹底してやったほうが効果が見えやすいと思います。

いちばんもったいないのは、睡眠スケジュールで溜《た》めた睡眠欲求を、日中に解消してしまうことです。これこそ、がんばりが報《むく》われない最悪の出来事です。

これまで苦しみ抜いてきた期間を思えば、この1週間は短いものです。ぜひ、チャレンジしてみてください。

●睡眠スケジュール実践中のルール

□ いったん寝床に入ったら、時計は見ない
□ 寝床に入ったら、目が覚めるようなこと（携帯をいじる、心配ごとを考えるなど）はしない
□ 日中は昼寝を避け、極力身体を起こしておく

3週間が終わって——ダイアローグ⑤

私「皆さんの1週間の結果を発表してください」

東川さん　寝つきにかかった時間 10 分　再入眠にかかった時間 0 分　睡眠時間 405 分　臥床時間 425 分　睡眠効率 95 %

西海さん　寝つきにかかった時間 7 分　再入眠にかかった時間 96 分　睡眠時間 385 分　臥床時間 486 分　睡眠効率 79 %

南沢さん　寝つきにかかった時間 45 分　再入眠にかかった時間 32 分　睡眠時間 336 分　臥床時間 476 分　睡眠効率 71 %

北山さん　寝つきにかかった時間 65 分　再入眠にかかった時間 0 分　睡眠時間 422 分　臥床時間 488 分　睡眠効率 86 %

私「皆さん、睡眠効率が少し改善していますかね」
東川さん「前回の話を聞いて、私も思いきって子どもと一緒に寝ることにしたんです。そうしたら、すっごくよく眠れて！　おかげで、起きる時間は4時、5時台になりました(笑)。でも家事をすませて、やりたいことができるのでとても満足です」
南沢さん「いいわねぇ。私は朝日を目から取り入れたり、昼間はなるべく横にならないようにして、がんばったわ。でも時計はやっぱり見ちゃうわね。以前よりは焦《あせ》らなくなったけど。寝つきが少し早くなった日は増えた気がします」
西海さん「私も、若干《じゃっかん》よくなったかなという程度でした。ただ、睡眠の質は少しよくなった気がします。日中の眠気が若干減りました」
北山さん「僕は、寝つきが早くなりました！　朝と夜は光の影響を考えて生活したし、昼間の仮眠のとり方にも気をつけたのがよかった気がします」
私「皆さん、効果の違いはありますが、いい感じですね。ちなみに、今週の睡眠の満足度を10点満点で評価すると何点ですか？」
東川さん「私は10点！　この調子が続けられれば問題ありません」
西海さん「私は4点です。もっと再入眠にかかる時間を減らしたいです」

南沢さん「私は7点かな。まだ、睡眠の問題は残っているし、いいとは言えないけど、記録をつけてみて、あまり日中の支障はないことがわかってきたから。これでもいいのかなって。何より、少し希望が見えてきたことがうれしいわ。欲を言うなら、もう少し寝つきを早くしたいわね」

北山さん「僕は……8点くらいかな。南沢さんが言われたように、ずっと絶望的になっていたので、ちょっとした工夫で睡眠が変わることがわかってよかったです。あと2点は、寝つきがよくなればってことですかね」

私「ありがとうございます。では、東川さんは、睡眠スケジュールを無理にやらなくてもよいかもしれませんね」

東川さん「そうですね。でも、寝床に居続けることがよくないということを知れたのはよかったです」

私「では、西海さん、南沢さん、北山さんは睡眠スケジュール法を実践してみましょう」

西海さん「私は、臥床時間を0時~7時で試してみようと思います」

南沢さん「私はたいてい、6時前後に目が覚めることが多いので、0時~6時に設定しました。23時まで2時間サスペンスを見て、その後はソファで雑誌でも読んでみます」

北山さん「僕は、睡眠効率がいいので、このままってことでしょうか？」
私「北山さんは、寝つく時間はたいてい……1時ころですよね？」
北山さん「そうなんです」
私「いったん寝ついた後の睡眠効率はよいので、むしろ、寝る時間を0時から1時にずらしたほうがいい気がしますが、いかがですか？」
北山さん「つまり、起きる時間は変えずに1時間、睡眠時間を削《けず》ったほうがよいということですか？」
私「はい、その通りです。さらに言うと、休日の睡眠時間も少し短くして、8～9時間にしてみたほうがいい気がします。ただし、就床時刻を1時に固定するというよりは、眠くて耐えられなくなったら寝床に入るというほうが合っているかもしれません」
北山さん「どうしてですか？」
私「平日の睡眠時間と休日の睡眠時間を圧縮することで、睡眠不足が溜まり、結果として平日の寝つきを早められるのではないかと思います」
北山さん「なるほど」
私「なので、1時までに睡魔が大勢で襲ってきてもうダメだ、というくらいであれば寝てしまいましょう」

北山さん「わかりました。やってみます」

これで、第3章は終わります。前回と同様、今日から1週間は、睡眠スケジュールを試してみてください。

睡眠ダイアリーは、これまでと同様に記録しましょう（図表13）。

睡眠ダイアリーは第2章のものと同じです。この1週間で実践する活動を選んで実践してみましょう。

次の1週間まで第4章に進んではいけません。「愚公《ぐこう》山を移す（どんな困難でも努力を続ければ、やがて成就《じょうじゅ》することのたとえ）」です。

日	日	日	日	日	日	日	1週間の
曜日	曜日	曜日	曜日	曜日	曜日	曜日	平均（分）
睡眠効率（睡眠時間÷臥床時間×100）							%

図表13　睡眠ダイアリー

質問 ＼ 日付
1. 昨晩、寝床に入った時刻は?
2. 電気を消して寝ようとした時刻は?
3. 電気を消したあと、約____分で眠りましたか?
4. 夜、寝た後に____回目が覚めてしまいましたか?
5. 目が覚めてしまった後、どのくらい眠れませんでしたか?（分）
6. 今朝、最初に目が覚めた時刻は?
7. 寝床から出た時刻は?
8. 起きたとき、どれくらいよく眠れたと感じましたか? まったく　いくらか　非常に眠れた 1　2　3　4　5　6　7　8　9　10
9. 日中の活動にどのくらい支障をきたしましたか? まったく　いくらか　非常にきたした 1　2　3　4　5　6　7　8　9　10
10. 睡眠時間（分）
11. 臥床時間（分）

以下4つのカテゴリーから、1つずつ選び、できた日は○、完璧ではないが実践した日は△、できなかった日は×をつけてください。

・日中は身体を起こしておく　・仮眠は14時までに20分以内
・起床後2時間以内に30分程度光を取りこむ ・夕方以降は明かりを暗くするか、目を光から防御する
・入浴は寝る1～2時間前にすます　・寝る2～3時間前の軽運動 ・アイス枕（例：アイスノンなど）や水枕の利用
・寝酒を止める　・寝る直前の喫煙を止める　・寝る6時間前からカフェインは控える　・1日3食規則的に食べる　・寝床に入ったら時間確認できないようにする

4
week

第4章

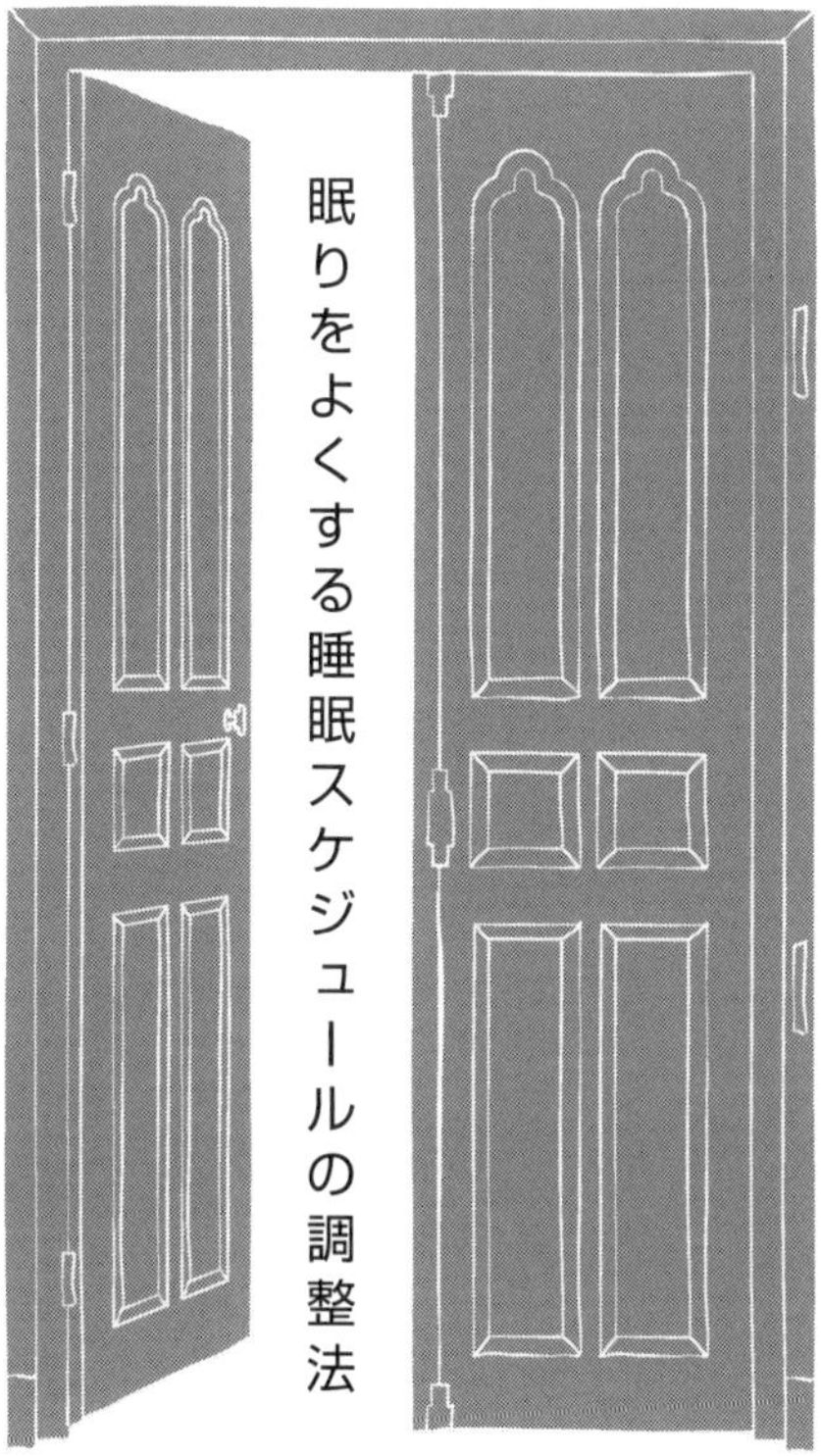

眠りをよくする睡眠スケジュールの調整法

睡眠スケジュールの実践率はどうでしたか？

本書も4週目に入ります。これまでの中でも、この1週間はかなりつらかったのではないかと思います。

睡眠スケジュールを実践してみていかがでしたか？

まずは実践率について教えてください。

□ 1週間、なんとか実践できた！

□ 2～3日は続けたが、つらくて中断してしまった

□ 実践しようと思ったが、1回もできなかった

1週間実践できた方は、星3つです！

もし私がプロ野球チームの監督だったら、まず間違いなく一軍のスタメンに起用します。それくらい、強いハート（勇気）をお持ちだということです。

2〜3日は続けたが、中断してしまった方は、星2つです！

よく実践していただけました。間違いなく二軍のスタメンに起用しています。このつらい方法を試していただいたことがすばらしいですが、一軍に上がるためには、もう少し調整が必要かもしれません。

実践しようと思ったけどできなかった方は、星0・5です。

故障者リストに加えるでしょう。

これまでの実践率を見れば、一軍で活躍できること間違いなしですが、「また、ケガをしたらどうしよう」という恐怖が拭《ぬぐ》いきれない状態ですね。

では、それぞれに合わせた対策を考えていきましょう。

＊「1週間、なんとか実践できた！」方はこちら

先週の睡眠ダイアリーの睡眠効率は何パーセントでしたか？

睡眠効率 □ ％

今回は、この睡眠効率に基づいて、今週の睡眠スケジュールを決定します。

図表14をご覧ください。

これは、前回紹介した睡眠スケジュールの手順（図表12）に下段を追加したものです。

図表14　睡眠スケジュール

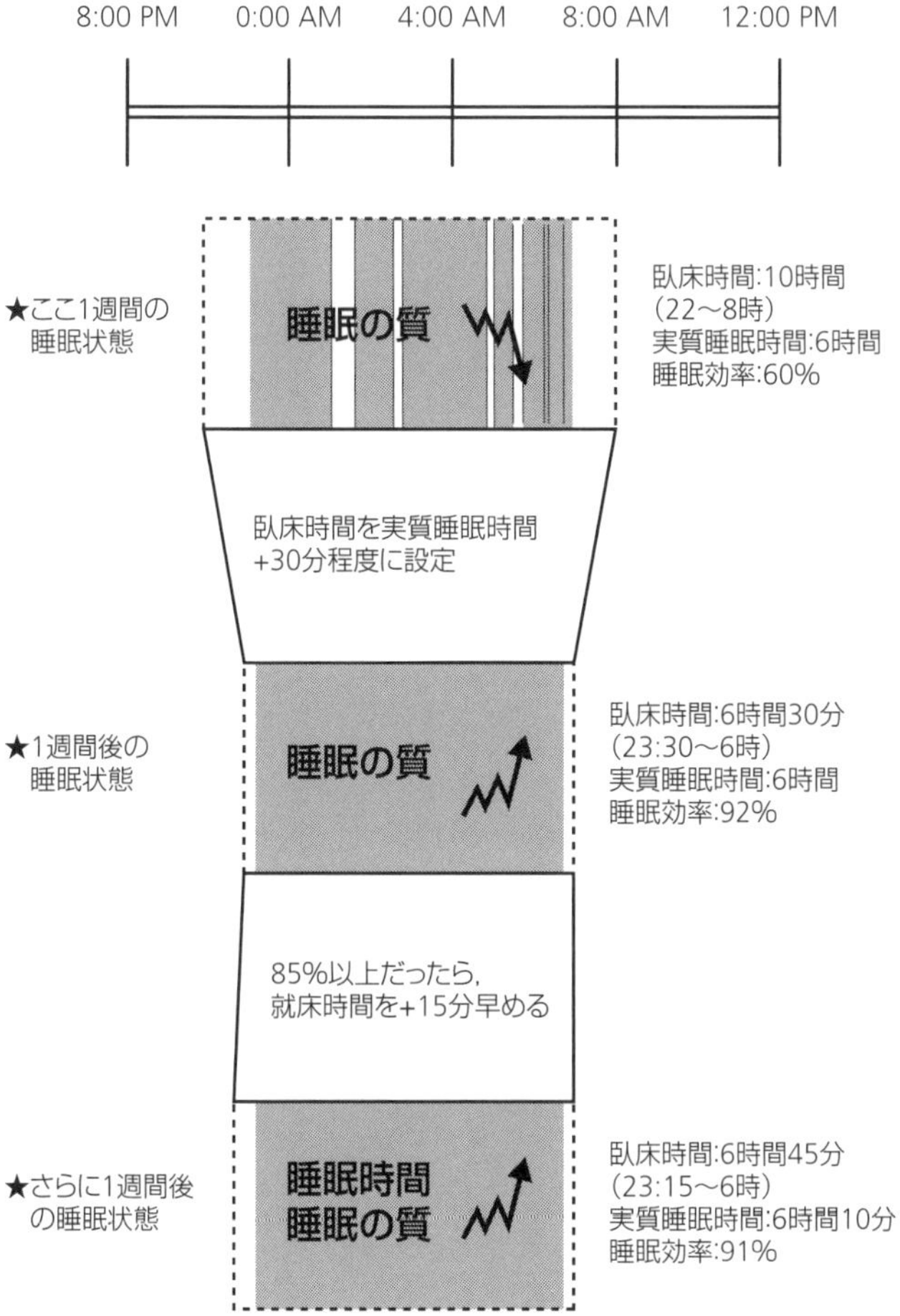

出典：岡島義・井上雄一『認知行動療法で改善する不眠症』すばる舎

睡眠スケジュールに従って過ごした1週間の睡眠効率が85%以上だったら、臥床時間を15分延長し（たとえば、先週が6時間30分の場合は、6時間45分に設定）、1週間を過ごします。

反対に、**睡眠効率が79%以下だった場合は、睡眠密度があまり高くないので、15分短縮します。80～84%だった場合は、もう少し様子を見たほうがよいので、もう1週間同じ臥床時間とします。**

臥床時間を再設定する上で、先週の睡眠スケジュールを行ったときの経験が重要になります。設定した就床時刻よりも前に強い眠気がきて、耐えきれずに眠ってしまう日が多かった方は、就床時刻を15分早めるとよいでしょう。

一方、設定した就床時刻では、寝つきはあまり変わらなかった方は、起床時刻を15分遅くするとよいでしょう。その他、生活パターンも考慮《こうりょ》し、起床時刻は延長できない方（仕事など）は、就床時刻を早めてください。

一方、**睡眠効率が79%以下だった方は、睡眠ダイアリーからご自身の傾向を探ってみましょう。**

設定した起床時刻に起きようと思っていたけど身体が言うことをきかなかったという方

は、この1週間の実際の起床時刻の平均を起床時刻に再設定して、その分、就床時刻を遅くしましょう。たとえば、前回、起床時刻を6時30分に設定したが、実際にやってみると7時30分に起きることが多かった場合、起床時刻を7時30分に再設定し、そこから逆算して就床時刻を決めましょう。

では、今週の睡眠スケジュールを決定します。

新しい臥床《がしょう》時間　□時間　□分

起床時刻　□時　□分

就床時刻　□時　□分

実際に睡眠スケジュールを行うと、毎日きっちり時間通りに行える方と、日によって若《じゃっ》干《かん》のバラツキが出る方がいらっしゃいます。

この点に関しては、あまり細かいルールを決めないことにしています。というのは、きっちりやることが性に合う方と、あまりきっちり決めすぎると反対に意識過剰になってしまう方がいるからです。

あなたに合った方法で試してみてください。ただし、1時間以上のバラツキが出てしまうと睡眠は不安定になることがあります。

基本的には、設定した就床・起床時刻を守っていただき、「眠気が強すぎて設定時刻まで耐えられない」「今日は身体がだるくて起きられなかった」といった場合に、数十分のズレであれば許容範囲とします。

●臥床時間の再設定ルール

- □ 睡眠効率が85％以上の場合は、15分延長
- □ 睡眠効率が79％以下の場合は、15分短縮
- □ 睡眠効率が80〜84％の場合は設定を変えず

もうお決まりのセリフですが、次の1週間まで第5章に進んではいけません。「急がば

回れ」です。

＊「2～3日は続けたが、つらくて中断してしまった。または、実践しようと思ったが、1回もチャレンジできなかった」方はこちら

中断してしまった理由は、いろいろあると思います。ですが訴えの根本的な部分は共通しているようです。それは、「睡眠不足になると日常生活に支障が出てしまう。不眠症になって経験したあのつらい状態になったら、それこそ悲惨だ」というものです。まさに、睡眠予報を信じてしまった状態です。

あなたは眠れなくなることで、何が起こることがいちばん怖いですか？

私は、眠れないことで、

が起こることをもっとも避けたいと思っている。

おそらく、この恐怖が頭に浮かんであなたを支配したのではないかと思います。

そう考えると一つの疑問が出てきます。

あなたを苦しめているのは、「今現在、眠れないこと」なのか、「眠れなかったつらい経験を、またしてしまうこと」なのか、ということです。

ここで少し脱線しますが、あなたがペットを飼ったとしましょう。そのペットは、ある日を境に、水をとても怖がるようになってしまいました。水の音が聞こえただけでおびえています。そのペットが、水を怖がらなくなるためには、どうしたらよいでしょうか？

□ 一生、水には近づけない
□ 思いきって水浴びさせる
□ 少しずつ水に慣れさせる

水がなくても生きていける世界であれば、最初の答えでもいいかもしれません。現実的には、2つ目か3つ目になるでしょう。

では、この例をあなたの不眠に対する恐怖に置き換えてみるとどうでしょう。先ほど書いていただいた、いちばん怖いことを避け続けていける世界ならそれでいいと思います。

しかし、あなたが現在も苦しんでいるとなると、逃げ続けることは解決策になっていない可能性があります。過去の記憶に苦しめられているとしても、過去の不眠と現在の不眠が、同じ苦しみを与えるとは限りません。

昔、リンゴを食べてお腹を壊した経験があると、いま目の前のリンゴを食べるときは若干不安がよぎります。しかし、リンゴはリンゴでも昔のリンゴと今日のリンゴはまったく別のものですよね。

不眠も同じです。現在の不眠がどういう性質のものなのかをしっかりと見極《みきわ》める必要があります。

＊数日実践できた方はこちら
せっかく数日は続けていただいたので、その効果を以前のパターンと比べてみましょう。

まず、先週の睡眠ダイアリーを、実践日と中断日に分けます。それぞれについて、寝つきにかかった時間、再入眠にかかった時間、熟睡感、日中の支障度、睡眠効率について平均値を出してみましょう。
まず、それぞれを合計し、合計した日数で割ってください。それぞれの値を書きこんでみましょう。

寝つきにかかった時間
実践日 □分
中断日 □分

再入眠にかかった時間
実践日 □分
中断日 □分

熟睡感
実践日 □点
中断日 □点

日中の支障度
実践日 □ 点
中断日 □ 点

睡眠効率
実践日 □ %
中断日 □ %

いかがですか？　改善している部分がある方もいれば、すべてが悪化してしまった人もいるかもしれません。

いずれにしても、たまたま2～3日眠れなかったのか、それとも睡眠スケジュールをすると、1週間眠れないのかどうかを判断するには、まだデータ不足です。また、それによっていちばん避けたいことが、現在も起こるかどうかを判断することも時期尚早《しょうそう》です。

＊1回も実践できなかった方はこちら

先週（115ページ）と先々週（91ページ）の睡眠ダイアリーから、寝つきにかかった時間、再入眠にかかった時間、熟睡感、日中の支障度、睡眠効率について書きだしてください。

寝つきにかかった時間
先々週　□分
先　週　□分

再入眠にかかった時間
先々週　□分
先　週　□分

熟睡感
先々週　□点
先　週　□点

日中の支障度

先々週　□点

先　週　□点

睡眠効率

先々週　□％

先　週　□％

いかがですか？　おそらく、大きくは変わっていないのではないかと思います。同じことを続ければ、同じことが起こるのは当然です。日常に変化を起こさなければ、それがよいかどうかの判断ができません。せっかく本書をここまで読み進めていただけたので、次の1週間も、前回と同じ臥床時間でチャレンジしてみましょう。

チャレンジできるまでは、次の章に進んでもあまり意味がありませんので、第3、第4章を続けてください。「案ずるより産むが易《やす》し」です。

睡眠スケジュールを体験して――ダイアローグ⑥

私「1週間経ちました。睡眠スケジュールはいかがでしたか？　皆さんの1週間の結果を発表してください」

東川さん　寝つきにかかった時間 10 分　再入眠にかかった時間 0 分　睡眠時間 412 分　臥床時間 430 分　睡眠効率 96 ％

西海さん　寝つきにかかった時間 6 分　再入眠にかかった時間 105 分　睡眠時間 372 分　臥床時間 474 分　睡眠効率 78 ％

南沢さん　寝つきにかかった時間 15 分　再入眠にかかった時間 5 分　睡眠時間 332 分　臥床時間 367 分　睡眠効率 90 ％

北山さん　寝つきにかかった時間 10 分　再入眠にかかった時間 0 分　睡眠時間 422 分　臥床時間 432 分　睡眠効率 98 ％

西海さん「いやー、正直むずかしかったです。仕事があると思うと心配で、踏みきれませんでした」
私「そうでしたか。今回の睡眠ダイアリーの結果を前回と比較してみましょう」
西海さん「う～ん。ほとんど変化はないですね。この1週間は無駄でしたかね」
私「そうですか？　私はむしろ、反対の感想を持ちました」
西海さん「無駄じゃなかったと？」
私「はい。ちなみに、先々週と先週で実践内容を変えましたか？」
西海さん「いや。せめて、これまでの方法は続けようと思ってやりましたよ」
私「でしたら、よけいに無駄じゃなかったですね。だって、1週間前と同じ取り組みを続ければ、同じことが起きることがわかったのですから」
西海さん「ああ、なるほど。たしかにその通りです。そうか、ってことは、この居眠りしないとか、朝日を取りこむという方法は私の睡眠にはプラスってことですね」
私「その通りです！　ちなみに、この睡眠の満足度は何点ですか？」
西海さん「5点かな」

私「前回が4点とおっしゃっていたので、あまり変わっていないようですね」
西海さん「前回は4点でしたか。進展していないですね」
私「そこがポイントですね。無駄ではないが進展はしてない。西海さんがこの状態で生活に支障がないということであれば、わざわざつらい方法をする必要もないかもしれませんが。お腹いっぱいなのに、さらにステーキ200グラムを注文する必要はないですからね」
西海さん「私の希望は再入眠にかかる時間を減らすことです。なので、まだお腹いっぱいではないはずです。いや、お腹いっぱいじゃないのに、夕食のことを考えて、『もうお腹いっぱいってことにしよう』と言い聞かせていたのかもしれません」
私「なるほど。それだけ仕事への影響が心配だったのでしょうね。そのお気持ちはよくわかります。仕事の支障を減らすために取り組んだ方法で、仕事に支障が出てしまったら元も子もないですからね。どうしますか？」
西海さん「やってみないことには進展しないですもんね……今度はやってみます」
私「わかりました。せっかくですから、徹底してやったときの進展具合を確認しましょう」

南沢さん「私は、思っていた以上に効果がありました。あんなに長い間悩んでいたのがウソみたいです」

私「たしかに、寝つきにかかった時間も、再入眠にかかった時間も、睡眠効率もかなり変わりましたね！」

南沢さん「日中への支障は以前とあまり変わらないんですけど、朝起きたときに、すっごくうれしいんです！　本当につらかったですから（涙）」

私「がんばった甲斐《かい》がありましたね。睡眠効率が90％なので、今週は臥床時間を6時間15分に設定しましょう」

南沢さん「わかりました。朝6時がけっこう起きやすいので就床時刻を23：45にします」

北山さん「僕は、寝つきが格段に早くなりました。ただ、就床時刻を遅くしただけですが、寝床で悶々《もんもん》と考えることがなくなって、気分が楽になりました」

私「それはすばらしい！」

北山さん「あと、朝日を取りこんだり、電車で立っているのも続けてみました。そうしたら、0時過ぎてから眠くなるようになって、平日の睡眠時間が6～7時間確保できるようになりました」

私「おお！　それはすごい！　それで？」
北山さん「僕も驚いたんですが、休日の睡眠時間が短くなり、8時間くらいになりました。自然と目が覚めるので、起きて活動しています。そうすると、日曜日の夜も以前より寝つきやすくなって、月曜日の朝に『仕事行きたくねぇ』という気持ちが減った気がします」
私「へぇ！　なんだかすごく変化した気がしますが、そう思うのは私だけですかね？」
北山さん「いや、僕もこんなに変わるとは思っていませんでした。でもまだ、1週間だけなので……」
私「そうですね。偶然かもしれないので、もう1週間続けてみるといいかもしれません。ちなみに、臥床時間の設定は変えますか？」
北山さん「このままで行きます。僕の場合、皆さんよりも柔軟に設定しているので、このままで大丈夫です」

もう一度、睡眠クイズ

ここで、抜き打ちテストです。以前にお答えいただいた、睡眠の質を悪化させる一般常識についてのクイズです。

睡眠を促進することには○、阻害《そがい》することには×をつけてみましょう。正しく覚えているか確認してみましょう！

1　寝る前はカフェイン摂取《せっしゅ》を控《ひか》えたほうがよい……□
2　お酒を飲むとぐっすり眠れる……□
3　寝る前は一服するとリラックスして眠れる……□
4　眠れないときは、時間を確認して傾向を探るとよい……□
5　1日3食を規則正しくとることで、睡眠リズムが整う……□
6　日中に仮眠をとると、その後の作業効率が上がる……□
7　眠れなかった日は、日中に少しでも横になっていたほうがよい……□
8　夜は、なるべく部屋の明かりを暗めにすると眠気が出やすくなる……□
9　朝は、朝日を目から取りこむと睡眠リズムが整う……□
10　入浴は寝る直前がお勧めだ……□

回答は76ページに載せてあります。

日	日	日	日	日	日	日	1週間の平均（分）
曜日	曜日	曜日	曜日	曜日	曜日	曜日	
睡眠効率（睡眠時間÷臥床時間×100）							%

図表15　睡眠ダイアリー

質問＼日付
1. 昨晩、寝床に入った時刻は?
2. 電気を消して寝ようとした時刻は?
3. 電気を消したあと、約____分で眠りましたか?
4. 夜、寝た後に____回目が覚めてしまいましたか?
5. 目が覚めてしまった後、どのくらい眠れませんでしたか?（分）
6. 今朝、最初に目が覚めた時刻は?
7. 寝床から出た時刻は?
8. 起きたとき、どれくらいよく眠れたと感じましたか? まったく　いくらか　非常に眠れた 1　2　3　4　5　6　7　8　9　10
9. 日中の活動にどのくらい支障をきたしましたか? まったく　いくらか　非常にきたした 1　2　3　4　5　6　7　8　9　10
10. 睡眠時間（分）
11. 臥床時間（分）

以下4つのカテゴリーから、1つずつ選び、できた日は○、完璧ではないが実践した日は△、できなかった日は×をつけてください。

・日中は身体を起こしておく　・仮眠は14時までに20分以内
・起床後2時間以内に30分程度光を取りこむ ・夕方以降は明かりを暗くするか、目を光から防御する
・入浴は寝る1〜2時間前にすます　・寝る2〜3時間前の軽運動 ・アイス枕（例：アイスノンなど）や水枕の利用
・寝酒を止める　・寝る直前の喫煙を止める　・寝る6時間前からカフェインは控える　・1日3食規則的に食べる　・寝床に入ったら時間確認できないようにする

第5章

不眠を卒業する日

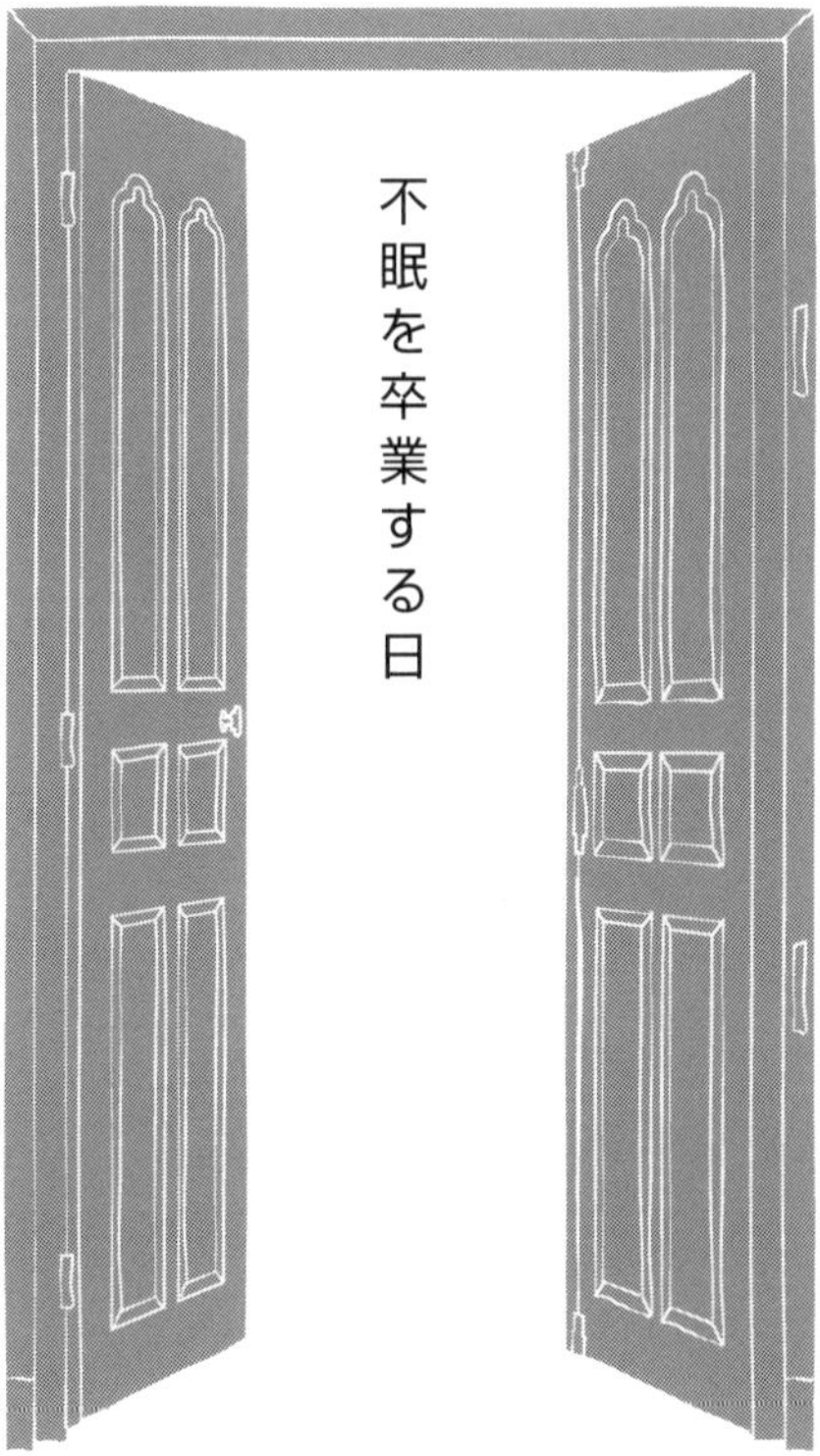

いよいよ最終試験

なかなかの無理難題を突きつけてきましたが、よくここまで続けていただきました！

今日は、これまでの実践効果を確認する最終試験です。

まずは、先週の睡眠スケジュールの効果を確認しましょう。

睡眠効率が85％以上だった方は、さらに臥床《がしょう》時間を15分延長して結構です。79％以下だった場合は、臥床時間を短縮しましょう。80〜84％だった場合は、今週も同じ臥床時間で実践してみてください。

第3章、第4章で行ってきた睡眠スケジュールは、このように1週間ごとの睡眠効率から臥床時間を設定していきます。

しかし、睡眠時間は無限にのび続けるわけではありません。人それぞれ眠れる時間がありますので、頭打ちになることがあります。

生活に支障《ししょう》がなければ、睡眠効率が85％を超えていても、同じ臥床時間で続けていただいて結構です。

ただし、睡眠効率が落ちてきたり、日常生活に支障が出てきた場合には、再調整が必要になりますので、その点だけは、頭の片隅に置いておいてください。

4週間のプログラムを終えて――ダイアローグ⑦

私「皆さん、今日が最終日です。まずは、この1週間の結果を発表してください」

東川さん　寝つきにかかった時間 10 分　再入眠にかかった時間 0 分　睡眠時間 408 分　臥床時間 440 分　睡眠効率 93 ％

西海さん　寝つきにかかった時間 3 分　再入眠にかかった時間 22 分　睡眠時間 380 分　臥床時間 428 分　睡眠効率 89 ％

南沢さん　寝つきにかかった時間 22 分　再入眠にかかった時間 5 分　睡眠時間

344分　臥床時間 386分　睡眠効率 89％

北山さん　寝つきにかかった時間 10分　再入眠にかかった時間 0分　睡眠時間 421分　臥床時間 430分　睡眠効率 98％

私「おお！　皆さん、いい感じじゃないですか！」

西海さん「睡眠スケジュールは、効果絶大でした!!　最初の2日は、仕事のことが心配で横になって緊張していた気がしますが、それでも、日中がんばって起きていました。そうしたら、3日目の朝ですよ！　途中で起きたことを覚えていないんです！　もうびっくりしました！」

私「そんなに効果てきめんでしたか！」

西海さん「朝起きたときも、よく眠れた感じがありましたし、日中の眠気も減った気がします」

私「進展しましたね。すばらしい！　ほかの方はいかがですか？」

東川さん「私は、いい状態で安定しています」

南沢さん「私も、たいへん満足しています」
北山さん「僕は、眠くなる時間が少しずつ前倒しになっている気がします。睡眠のリズムが安定してきた気がします。平日の睡眠時間がもう少し長いといいんじゃないかと思うんですが、勤務時間のこともあるし、日中の眠気も減ってきたので、この調子で続けていきたいと思います」
私「では、最後に現在の睡眠に対する満足度を教えてください」
東川さん「私は10点です」
西海さん「私は8点です。後は、この方法で効果が続けば10点です」
南沢さん「私は9点かな。睡眠薬を減らすことができたら、はじめて10点になると思います」
北山さん「僕も9点くらいかな。睡眠のことなんて気にすることなく眠れるようになれば10点です」
私「皆さんの満足度が高くてよかったです。私との面接は、今日で終わりになりますが、ここまでの効果は、皆さんが毎日取り組んだからこその当然の結果です。ただ、プログラムを始めて1ヵ月くらいしか経っていません。不眠だった時期のほうが圧倒的に長いです。まだ、不眠のクセは残っていると思いますので、これからも継続して実践していってください」

その後、不眠がどうなったか

では、あらためて4週間お疲れさまでした。

これまでの実践効果は、ある程度感じられているのではないかと思います（そうであることを願っています）。

ここ1週間の不眠の状態がどの程度であるかを測ってみましょう。

次の8つの質問にお答えください。

A　寝つきの問題について（布団に入って電気を消してから眠るまでに要した時間）

0：問題なかった
1：少し時間がかかった
2：かなり時間がかかった

3：非常に時間がかかったか、まったく眠れなかった

B　夜間、睡眠途中に目が覚める問題について

0：問題になるほどではなかった
1：少し困ることがあった
2：かなり困っている
3：深刻な状態か、まったく眠れなかった

C　希望する起床時間より早く目覚め、それ以上眠れない問題について

0：そのようなことはなかった
1：少し早かった
2：かなり早かった
3：非常に早かったか、まったく眠れなかった

D　**総睡眠時間について**

0：十分だった

1：少し足りなかった

2：かなり足りなかった

3：まったく足りないか、まったく眠れなかった

E　**全体的な睡眠の質について**

0：満足している

1：少し不満

2：かなり不満

3：非常に不満か、まったく眠れなかった

F　**日中の満足感について**

0：いつも通り

1：少し低下

2：かなり低下
3：非常に低下

G　日中の活動について（身体的および精神的）
0：いつも通り
1：少し低下
2：かなり低下
3：非常に低下

H　日中の眠気について
0：まったくない
1：少しある
2：かなりある
3：激しい

すべての質問に答えたら、〇をつけた数字の合計得点を出しましょう。
その点数が、現在の不眠の重症度になります。これは、本書の最初にお答えいただいたもの（32ページ）と同じです。

点数はどのように変化しましたか？

前回 □ 点
今回 □ 点

同様に、睡眠ダイアリーのうち、寝つきにかかった時間、再入眠にかかった時間、睡眠効率のそれぞれの変化も見てみましょう。

寝つきにかかった時間
第1章の時点 □ 分
今週 □ 分

再入眠にかかった時間

第1章の時点 □ 分

今週 □ 分

睡眠効率

第1章の時点 □ ％

今週 □ ％

いかがでしょうか？

不眠の重症度の点数が減少した、もしくは、悩んでいた症状が軽減したのであれば、本書の効果があったのではないかと思います。

変化のない方、悪化してしまった方に関しては、お役に立てずたいへん申しわけなく思います。

もしかしたら、不眠症とは異なる睡眠の問題が隠れている場合、あるいはこころや身体の病気の影響が強い場合があるかもしれません。

一度、睡眠専門クリニックを受診していただき、精密な検査を受けていただくことをお勧めします。

現在、日本睡眠学会が睡眠専門の認定医や認定機関を公表しています（http://jssr.jp/data/list.html）。お近くの専門機関にお問い合わせください。

もう大丈夫です

本書のプログラムは、これで終了になりますが、続けていただくことがとても重要になります。そのため、今後も継続して記録していただけるように、本書の最後に睡眠ダイアリー（図表16）をつけておきました。コピーして利用していただければと思います。

人生はいろんなことが起こります。大きな病気、大切な人との別れ、自然災害、転勤や転居など、あげればきりがありません。強い衝撃を受ければ、また睡眠の問題が出てくることもあるでしょう。ですが、ここまで続けていただけたあなたであれば、もう十分乗り越えられると思います。

それでも睡眠の問題が出てきたときは、いつでも本書を読み返していただき、再度、チャレンジしてみてください。

すでに体験していただいた通り、本書は「肉を切らせて骨を断つ」方法ですので、ある程度は日常生活を犠牲にしたり、少々つらい日が続くことがあります。しかし、長い目で見ると、睡眠の問題が解消されているはずです。そらんじるくらい読みこんでいただけると、とてもうれしいです。

日	日	日	日	日	日	日	1週間の平均（分）
曜日	曜日	曜日	曜日	曜日	曜日	曜日	
睡眠効率（睡眠時間÷臥床時間×100）							%

図表16　睡眠ダイアリー

質問＼日付
1. 昨晩、寝床に入った時刻は?
2. 電気を消して寝ようとした時刻は?
3. 電気を消したあと、約＿＿分で眠りましたか?
4. 夜、寝た後に＿＿回目が覚めてしまいましたか?
5. 目が覚めてしまった後、どのくらい眠れませんでしたか?（分）
6. 今朝、最初に目が覚めた時刻は?
7. 寝床から出た時刻は?
8. 起きたとき、どれくらいよく眠れたと感じましたか? まったく　いくらか　非常に眠れた 1　2　3　4　5　6　7　8　9　10
9. 日中の活動にどのくらい支障をきたしましたか? まったく　いくらか　非常にきたした 1　2　3　4　5　6　7　8　9　10
10. 睡眠時間（分）
11. 臥床時間（分）

以下4つのカテゴリーから、1つずつ選び、できた日は○、完璧ではないが実践した日は△、できなかった日は×をつけてください。

・日中は身体を起こしておく　・仮眠は14時までに20分以内
・起床後2時間以内に30分程度光を取りこむ ・夕方以降は明かりを暗くするか、目を光から防御する
・入浴は寝る1～2時間前にすます　・寝る2～3時間前の軽運動 ・アイス枕（例：アイスノンなど）や水枕の利用
・寝酒を止める　・寝る直前の喫煙を止める　・寝る6時間前からカフェインは控える　・1日3食規則的に食べる　・寝床に入ったら時間確認できないようにする

あとがき

本書では、偉そうなことを書いてきましたが、かく言う私も寝つきにくい日や、寝ついた後に目が覚めて、その後ぐっすり眠れない日が続くことがよくあります。

ですが、私は不眠症だと思ったことは一度もありません。眠れなければ、その日は身体がだるいですし、集中力も低下します。仕事もはかどりません。寝床に入る前は、「今日は寝たいな」という気持ちも強くなります。

ですが、私は不眠症だと思ったことは一度もありません。これは強がりではなく、一度もです。不眠症の方と私の違いはなんでしょうか？

それは、不眠症の方は眠れないことに悩んでいるということです。

こんなふうに書くと誤解されるかもしれません。「おまえの不眠は軽いんだ」とお叱《しか》りを受けるかもしれません。

なぜ誤解を恐れずに、しかも「あとがき」でこんなことを言いだしたかというと、臨床《りんしょう》現場で不眠症の方と接している中で、そのことを実感することが多いからです。

たとえば、ある女性は3年間、不眠症で悩まれていて、睡眠薬を飲んでも寝つきが悪いため、認知行動療法を受けることになりました。

その方は夫婦関係の悩みが強いようでしたが、それが不眠と関連しているとは考えていなかったようです。夫婦関係の話題を中心にカウンセリングを続けたところ、「寝つきがよくなりました。こんなに眠れるようになるとは思わなかった！」と満足され、カウンセリングは終了しました。

ここまではよくある話です。じつは、その方の寝つきにかかる時間を睡眠ダイアリーから計算してみると、カウンセリング前後ではほとんど変わらず1時間以上かかっていたのです。睡眠時間に関しては、むしろ短くなっていました。

また、毎日、早朝5時に目覚めてしまうことで悩んでいた男性は、趣味の話をしている中で、どうしても取りたい資格があるが、なかなか勉強する時間がとれないという話題になりました。

そこで、日常生活の中で使える時間を検討していたところ、朝5時に目が覚めてから8時まで悶々《もんもん》と寝床にいる3時間を有効利用できるのではないかと思いついたようです。

すると、いままでつらいだけだった3時間が一転して貴重な時間になり、眠れない「悩み」は「ありがたみ」に変わったとのことでした。

どちらの方も、睡眠の内容はほとんど変わっていません。唯一変わった点は、**不眠に悩まなくなった**ということです。

すべての人が彼らのような体験をするわけではありません。睡眠の内容が変わったことで悩みがなくなる方のほうが圧倒的に多いと思います。どちらにしても、悩みは人それぞれです。本書が、皆さんの「悩み」を少しでも解消し、ハッピーな人生を送れる一助となることを心から願っています。

最後に、本書の出版にお力添えをいただいたさくら舎の古屋信吾さん、猪俣久子さんに心より感謝を申しあげます。

岡島《おかじま》 義《いさ》

著者略歴

一九七九年、東京都に生まれる。二〇〇三年、日本大学文理学部心理学科を卒業。二〇〇八年、北海道医療大学大学院心理科学研究科博士課程を修了、博士（臨床心理学）取得。公益財団法人神経研究所附属睡眠学センター研究員、同研究所附属代々木睡眠クリニック心理士、東京医科大学睡眠学講座兼任助教を経て、二〇一一年より医療法人社団絹和会睡眠総合ケアクリニック代々木 主任心理士。臨床心理士、専門行動療法士として睡眠障害や気分障害、不安症に苦しむ人々への支援を行いながら、認知行動療法の効果を高めるための研究活動を行っている。

著書には『認知行動療法で改善する不眠症』（共著・すばる舎）や『不眠の科学』（編共著・朝倉書店）などがある。

4週間《しゅうかん》でぐっすり眠《ねむ》れる本《ほん》
――つけるだけで不眠《ふみん》が治《なお》る睡眠《すいみん》ダイアリー

二〇一五年二月一五日　第一刷発行

著者　岡島《おかじま》 義《いさ》
発行者　古屋信吾
発行所　株式会社さくら舎　http://www.sakurasha.com
東京都千代田区富士見一-二-一一　〒一〇二-〇〇七一
電話　営業　〇三-五二一一-六五三三　FAX　〇三-五二一一-六四八一
編集　〇三-五二一一-六四八〇　振替　〇〇一九〇-八-四〇二〇六〇

装丁　アルビレオ
写真　アフロ
本文図版　朝日メディアインターナショナル株式会社
印刷・製本　中央精版印刷株式会社

©2015 Isa Okajima Printed in Japan
ISBN978-4-86581-002-8

本書の全部または一部の複写・複製・転訳載および磁気または光記録媒体への入力等を禁じます。これらの許諾については小社までご照会ください。

落丁本・乱丁本は購入書店名を明記のうえ、小社にお送りください。送料は小社負担にてお取り替えいたします。なお、この本の内容についてのお問い合わせは編集部あてにお願いいたします。

定価はカバーに表示してあります。

さくら舎の好評既刊

藤本 靖

「疲れない身体」をいっきに手に入れる本

目・耳・口・鼻の使い方を変えるだけで身体の芯から楽になる!

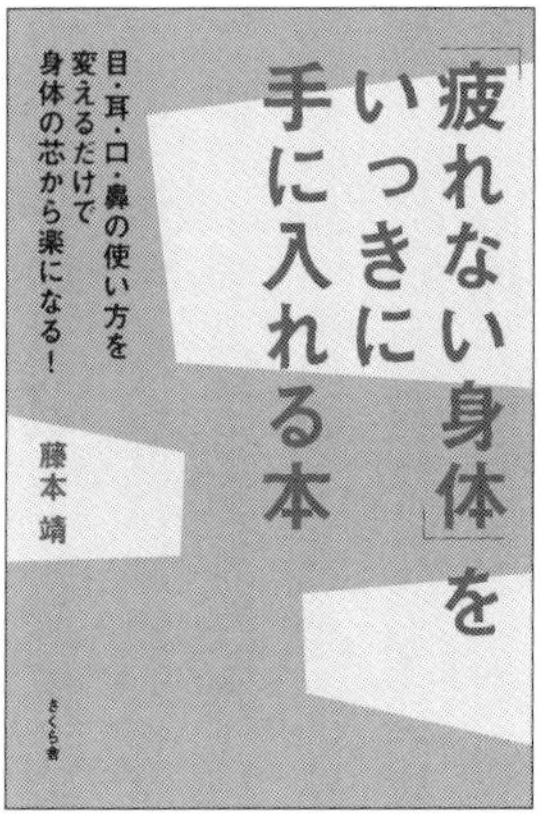

パソコンで疲れる、人に会うのが疲れる、寝ても疲れがとれない…人へ。藤本式シンプルなボディワークで、疲れた身体がたちまちよみがえる！

1400円（＋税）

定価は変更することがあります。